MEDECINE ET TECHNIQUE

INSTITUT FREDRIK R.BULL

MEDECINE ET TECHNIQUE

Sous la direction du
Professeur Daniel-Nicolas Laurent

ISBN : 2-7475-4042-1

Table des matières

MEDECINE ET TECHNIQUE

Avant-propos

Première partie
MEDECINE ET CONTRAINTES

Table des matières

Troisième partie
PRIMAUTE DE LA DEMARCHE CLINIQUE

Conclusion

Avant Propos

Raymond Moch
s/Directeur honoraire au Collège de France,
Conseiller scientifique de l'Institut Fredrik R. Bull

Depuis plus de 20 ans, l'Institut Fredrik R. Bull (ex-Fondation Bull), s'efforce de mettre en évidence les conséquences économiques, sociales et humaines de l'emploi généralisé des techniques nouvelles innervées par l'informatique. Il ne s'intéresse aux techniques qu'autant qu'il le faut pour ne pas dire de bêtises. Mais sa vocation n'a rien de technique. Ce qui l'intéresse, ce sont les modifications induites par l'irruption massive de l'informatique dans tous les domaines de la vie, puisque tous sont concernés, du personnel au sociétal, en passant par le professionnel.

Telle est la tonalité de ses réflexions et des ouvrages qui en découlent. Partant d'une perturbation isolée et bien définie, l'Institut essaie d'en suivre le cheminement à travers les différents secteurs de la société et l'ensemble des activités humaines, mais il n'est pas dans ses ambitions de décrire la société, ou d'en expliquer les mécanismes. C'est là une méthode quasiment expérimentale, surtout si l'on se rappelle que nous avons vu naître et se perfectionner cette perturbation, dont nous avons pu suivre, en amplitude et en phase, la pénétration progressive, mais très rapide, dans notre univers quotidien, comme dans celui de notre connaissance. Si l'on tient absolument à employer le mot "sociologie", nous proposerions que ce soit là de la sociologie expérimentale à grande échelle.

Mais il s'agit surtout d'une nouvelle façon de voir la technique. Sans la craindre, mais en essayant de comprendre où nous conduit sa domination, que nul ne peut plus ignorer.

Notre Institut fut créé en 1976 sur l'initiative du Groupe Bull, qui rendait ainsi hommage au souvenir de l'ingénieur norvégien qui, le premier, voulut introduire l'Europe dans la compétition qui allait devenir celle de "l'informatique". Bull fut bientôt rejoint(e) par un certain nombre de grandes entreprises françaises, qui comprennent, elles aussi, que la responsabilité d'une entreprise à l'égard des citoyens ne peut ignorer l'emploi qui est fait de ses produits ni le sort de ses déchets.

o
o o

Au cours des vingt dernières années, l'Institut a analysé la pénétration de l'informatique dans un grand nombre d'activités caractéristiques d'une Nation moderne; et, plus généralement, il a pris en compte ce que cette formidable poussée avait modifié dans les processus, les comportements, les relations et les organisations.

La médecine, certes, n'a pas attendu l'Institut Bull pour se préoccuper de ses rapports ambigus avec la technique. En fait, aussi bien en matière de diagnostic que de thérapeutique, la médecine est devenue un champ clos où s'affrontent, en se complétant inexorablement, la technique et la clinique. Au cours des 450 dernières années, les trois grandes étapes de la médecine: l'anatomique (Ambroise Paré), la physiologique (Claude Bernard) et la biologique cellulaire et moléculaire (Jacques Monod) ont fait passer la médecine de l'observation du résultat, à celle des mécanismes, puis à celle des causes proprement dites. Cette évolution a été accompagnée et accélérée depuis déjà longtemps par l'apparition et le développement des méthodes d'analyse biochimique et d'imagerie. Ces dernières ont permis d'abord d'observer des organes figés dans l'instant, puis de les observer en fonctionnement, tandis que l'outil informatique permettait d'obtenir de manière indolore des vues inaccessibles; l'imagerie par résonance magnétique, ouvrant à l'observation l'accès des tissus légers, faisait franchir une étape décisive dans l'observation des organes en fonctionnement, y compris le cerveau.

L'informatique et la robotique, adaptées aux différentes causes de handicaps, y compris les handicaps viscéraux, ouvrent de larges possibilités aux méthodes d'assistance ou de substitution, aux orthèses puis aux prothèses.

Les méthodes d'analyse biochimique, devenues pour certaines d'entre elles quasi automatiques, renseignent aujourd'hui, non plus seulement sur l'état de défaillance d'un organe, mais sur les origines de cette défaillance. Largement développée dans le secteur de l'immunologie, l'analyse biochimique a donné naissance aux "marqueurs" spécifiques, souvent assez sensibles pour donner l'alerte avant qu'il ne soit trop tard. Aujourd'hui, la perspective de démonstration des mécanismes proprement génétiques des maladies est à portée de main.

Même sans évoquer les progrès liés à l'emploi de la fibre optique (exploration interne, télédiagnostic ou téléchirurgie), la technique est devenue inséparable de la médecine. L'interrogation ne porte donc pas sur le principe, mais sur la manière de recourir aux techniques dans l'exercice de la médecine, et de proportionner ce recours aux besoins du médecin et à ceux du malade, comme aux possibilités financières du système de santé.

Car l'irruption de toutes ces techniques dans la médecine a considérablement modifié la vie quotidienne du praticien.

Les servants de tous ces équipements doivent demeurer des médecins, mais il est inévitable qu'ils deviennent des spécialistes pratiquement exclusifs de leur technique : il serait dangereux que leur attirance pour celle-ci estompât leur intérêt pour la médecine elle-même.

L'effarant accroissement de la variété de ces appareils et de leurs emplois a fait germer une multiplicité comparable de "spécialités", dont chacune se bat pour s'assurer sa place au soleil administratif. Compte tenu également des progrès de la connaissance médicale, et de la précision qu'elle a acquise, on assiste à un émiettement de la médecine en d'innombrables spécialités, tant cliniques que techniques, dont chacune utilise son jargon propre, souvent impénétrable même pour ses proches voisins.

Cet émiettement pourra être évidemment compensé par la constitution d'équipes inter-spécialités, mettant leurs connaissances et leurs données en commun pour élaborer la synthèse des résultats recueillis par les diverses techniques et par les cliniciens. Il est clair que cette synthèse ne peut être menée à bien que par un clinicien de grande classe, perméable à tous les jargons. Un tel interniste n'existe pas toujours car il est rare. Par ailleurs, cette façon de travailler en équipe oblige à reconsidérer certaines des règles les plus fondamentales de l'éthique médicale.

o

o o

Restent à évoquer les rapports de la technique et de la pratique médicale quotidienne.

A première vue, il semble évident que la technique devrait venir en renfort de la clinique (sauf, sans doute, dans les cas de dépistages systématiques). Or on observe au contraire que nombre de médecins traitants utilisent la technique en sens inverse, souhaitant qu'elle oriente a priori leur diagnostic. Il en résulte un grand gâchis dans l'emploi de la technique, un grand nombre d'examens inutiles ou redondants, et il n'est guère rassurant de confier sa santé à un médecin manquant à ce point de confiance en soi. Mais cette dérive est également préjudiciable au patient - qui, pourtant, "en redemande" souvent - et, bien entendu, à la Sécurité sociale.

Cette dérive du rôle des techniques médicales, trop souvent employées comme « parapluie » par les praticiens, est une conséquence de la tendance que l'on observe aujourd'hui d'exiger d'eux, non plus qu'ils fassent preuve de compétence et de conscience, mais qu'ils obtiennent un résultat: la guérison du malade. Par contagion des pratiques nord-américaines, tout ce qui est bon pour tenter d'obtenir du médecin des dommages et intérêts semble devoir être mis en œuvre sans la moindre vergogne, et la responsabilité professionnelle du médecin devient chaque jour plus difficile à assurer. Cette "déviation" est en grande partie responsable de l'abus dans l'emploi des techniques médicales.

En élevant le débat au-delà des considérations financières, on peut aussi se demander si le médecin a encore vraiment besoin de connaître son malade, et l'environnement de celui-ci. Ou s'il lui suffirait d'accumuler sur son bureau des résultats d'examens biologiques et des clichés d'imagerie en lumières variées pour soigner à distance son patient.

Mais on peut aussi se demander si toutes les recettes que l'on peut récolter dans la presse "spécialisée" ou sur Internet ne favorisent pas un auto-exercice illégal de la médecine, particulièrement dangereux pour le patient.

A la question: "Les médecins ont-ils encore besoin des malades ?" pourrait donc faire écho l'interrogation: "Les malades ont-ils encore besoin des médecins ?". Dans tout cela, il est clair que les techniques ne font que révéler une mutation profonde de la morale, pour ne pas dire de la société.

o

o o

Les chapitres qui suivent mettent en pleine lumière un certain nombre d'aspects essentiels de ce problème à 3 corps, insoluble par définition sans ordinateur: médecin - patient - technique. Chacun d'eux est l'oeuvre d'un connaisseur, qui a enrichi son expérience professionnelle par une réflexion personnelle, qu'il nous livre sans réticences.

Il est enfin juste de préciser que ce livre[1] n'aurait jamais vu le jour, si notre ami Daniel-Nicolas Laurent, ancien chef du service d'exploration fonctionnelle du CHU Henri-Mondor, ne nous avait fait bénéficier de sa clairvoyance et de son intérêt pour les questions liées à l'interdisciplinarité et à l'interaction des techniques et du savoir-faire. Il a réussi à rassembler une équipe de coauteurs experts de leur domaine.

C'est maintenant au lecteur de juger du résultat.

---

[1] L'IFRB publie également un ouvrage consacré au rôle éventuel des machines dans la prise de décision. Viendront probablement ensuite :"Complexité et sécurité", "Systémique et risques", "La technique et le déclin des institutions", etc.

Serment d'Hippocrate

En présence des Maîtres de cette Ecole, de mes chers condisciples et devant l'effigie d'Hippocrate, je promets et je jure d'être fidèle aux lois de l'honneur et de la probité dans l'Exercice de la Médecine. Je donnerai mes soins gratuits à l'indigent et n'exigerai jamais un salaire au-dessus de mon travail. Admis dans l'intérieur des maisons, mes yeux ne verront pas ce qui s'y passe ; ma langue taira les secrets qui me seront confiés, et mon état ne servira pas à corrompre les mœurs ni à favoriser le crime. Respectueux et reconnaissant envers mes Maîtres, je rendrai à leurs enfants l'instruction que j'ai reçue de leurs pères.
Que les hommes m'accordent leur estime si je suis fidèle à mes promesses ! Que je sois couvert d'opprobre et méprisé de mes confrères si j'y manque !

Cette version était en usage au XIXème siècle.

VERS UN NOUVEL HUMANISME DE LA PRATIQUE MEDICALE ?

Jean-Louis Funck-Brentano (†)
Professeur honoraire à la Faculté de médecine Necker-Enfants malades,
Membre du Conseil pour les applications de l'Académie des Sciences.

Ce texte, écrit en 1996 par le Pr Jean-Louis Funck-Brentano (1924 - 1997) lors de la constitution du groupe de réflexion « Technique et clinique », apparait a posteriori comme prémonitoire de l'évolution des systèmes d'information, mais aussi il reflète l'enthousiasme dont ce médecin, interniste au sens propre du terme, faisait preuve devant les progrès rapides des réseaux d'information, dont il espérait l'application à l'éducation permanente des médecins et des personnels du monde sanitaire. L'objectif de remise en selle de l'humanisme médical restant une de ses préoccupations majeures, le Pr J.-L. Funck-Brentano est convaincu que cette restauration passera par le développement des réseaux d'information utilisés à la fois par les personnels de santé et les patients.

LES MUTATIONS DE LA DEMARCHE CLINIQUE

La notion de clinique est née au XIXè siècle des travaux de Laënnec qui, le premier, proposa de recueillir sur la personne du malade, par l'interrogatoire et l'examen somatique, des informations permettant de faire un diagnostic de maladie. Un dialogue se noua alors entre le médecin et son malade, véritable « colloque singulier », sur lequel se fonda longtemps l'essentiel de la décision médicale prise par le médecin sur son patient. Dès la fin du siècle dernier et durant la première moitié du XXème siècle, l'exploration du malade s'est enrichie d'informations complémentaires obtenues par la radiologie et l'exploration biologique. Pendant des années, ces informations complémentaires n'ont pas altéré la primauté des résultats de l'examen clinique traditionnel pour assurer la qualité de la décision médicale. Elles ne venaient qu'étayer le corpus des sources cliniques du diagnostic fondées sur la capacité qu'avaient les médecins d'user de leur intelligence et de leurs sens pour recueillir sur la personne du malade les symptômes leur servant à établir un « juste » diagnostic. Elles introduisaient dans sa démarche un élément scientifique, numérisé, objectivement reproductible qui apportait au médecin une meilleure certitude d'être sur le bon chemin.

Cette certitude diagnostique lui était d'autant plus nécessaire qu'elle conduisait de plus en plus souvent à la prescription de traitements dont l'efficacité avait pour corollaire un risque direct d'intolérance, voire de réel danger.

La personne du malade, dans son acception la plus entière, à la fois intellectuelle et biologique, était alors la source exclusive de toutes les informations. Seul, le médecin, formé aux arcanes de la clinique, était en mesure d'en recueillir les fruits. Il en tirait un juste prestige qui lui valait de se faire attribuer les mérites de la guérison alors que la mort appartenait à Dieu.

Depuis les années 1970-1980, on assiste à un renversement de la situation. Les informations recueillies sur la personne entière du malade, selon les règles de la clinique traditionnelle, pour importantes qu'elles demeurent pour guider la démarche du médecin, ont perdu une grande part de leur poids pour établir le diagnostic et surtout pour fixer le traitement. L'essentiel appartient désormais aux images obtenues par différents moyens sur le corps du malade et aux résultats des explorations biologiques effectuées sur des échantillons de son sang, de ses urines et de ses autres humeurs et tissus.

Cette mutation profonde de la valeur des signes est due pour une large part aux progrès des techniques utilisées tant pour l'exploration que pour le traitement. Les techniques d'exploration sont devenues de plus en plus précises, capables de sonder les mécanismes les plus intimes de la vie physiologique. Cette précision est désormais indispensable pour guider la prescription de traitements de plus en plus spécifiques et de plus en plus dangereux.

Il en résulte un effacement progressif des liens qui unissaient le médecin à la personne du malade à travers ce qu'il était convenu d'appeler le colloque singulier. Les chirurgiens ne voient presque plus les malades qu'endormis sur la table d'opération. Les médecins n'examinent presque plus leurs malades selon les règles intimistes de la clinique traditionnelle. Ils consultent avant tout leurs dossiers, riches de toutes les investigations radiologiques et biologiques qu'ils leur ont prescrit. Les malades, désolés de ne pouvoir s'épancher auprès de leur médecin sur les sensations qu'ils ressentent et sur les états d'âme que provoquent en eux les inconforts de la maladie, se réfugient souvent dans la consultation des psychiatres ou la pratique des médecines douces.

L'humanisme qui présidait autrefois à la relation médecin-malade se distend. Médecins et malades se plaignent les uns et les autres de cet effacement sans parvenir toutefois à y contrevenir. Les médecins consacrent l'essentiel de leur temps à acquérir ces techniques nouvelles, en constante évolution, abandonnant les charmes du « colloque singulier ». Les malades, de leur côté, nourrissent pour l'approche scientifique de la médecine une secrète admiration. Elle les conduit à rechercher dans le désordre le meilleur spécialiste, ou à s'abandonner entre les mains de psychologues ou de psychiatres, en tant que « spécialistes de l'âme », plutôt que de se confier à leur médecin généraliste. Ailleurs, ils s'adonnent aux joies des médecines parallèles auprès de médecins bénéficiant à leurs yeux du prestige qui s'attache à la condition de gourou.

Ces comportements déviants confortent la ségrégation qui tend à s'établir entre la médecine scientifique et les autres médecines. La première est supposée bénéficier de la rigueur des sciences et des techniques, les secondes des charmes d'un humanisme aujourd'hui délaissé.

Continuer à s'engager sur cette pente d'une ségrégation radicale entre une médecine scientifique et « l'autre » médecine est absurde et dangereux. L'efficacité de la médecine scientifique n'atteint, en effet, son plein rendement que pour autant que le malade consente à s'y soumettre en pleine connaissance des avantages mais aussi des risques qu'elle comporte. Or, cette prise de conscience nécessaire ne peut être acquise que par le rétablissement d'un dialogue confiant entre le médecin et son malade. D'un autre côté, les médecines parallèles, quelle que soit leur efficacité dans un grand nombre de situations, ne sauraient méconnaître, sans faire encourir au malade des risques inacceptables, l'efficacité exclusive et irremplaçable de la médecine scientifique dans un grand nombre de maladies, en particulier celles qui exposent à un risque de mort prématurée.

L'humanisme qui présidait à la relation médecin-malade semble s'être effacé à l'occasion de l'extension des ressources techniques mises au service de la médecine. Il apparaît de plus en plus clairement, aux yeux des médecins comme à ceux des malades, que cette situation devient préjudiciable à la qualité des soins. Aussi, chacun aspire-t-il à retrouver la voie d'un retour à une nouvelle forme d'humanisme médical.

Ce retour n'est convenable que si chacun accepte de prendre en compte l'impact qu'a eu sur les conditions de la décision médicale le développement du progrès technique en médecine. Les conséquences sont doubles : le progrès technique a paradoxalement introduit un élément d'incertitude dans la démarche médicale, qu'elle soit diagnostique, pronostique ou thérapeutique. D'autre part, il a dispersé les pôles de responsabilité de la décision médicale.

Il en est résulté une altération de l'image que chaque partenaire de la santé se faisait de lui-même, une perte de l'identité que chacun s'accordait dans sa relation à autrui. Le médecin n'est plus le seul détenteur de la connaissance servant à prendre une décision médicale. Le malade ne s'abandonne plus aveuglément entre les mains de ceux qui le soignent. Chacun ne puise plus dans la qualité de sa relation à l'autre la cohérence de son propre comportement.

Chacun ressent toutefois la nécessité de parvenir à un nouvel équilibre relationnel fondé sur un humanisme qui tienne compte des nouvelles conditions dans lesquelles est prise la décision médicale.

L'INCERTITUDE NEE DU PROGRES SCIENTIFIQUE ET TECHNIQUE

Il devient évident qu'il faut compter aujourd'hui plus qu'hier avec l'incertitude qu'a fait naître le progrès scientifique et technique. Cette incertitude porte aussi bien sur la recherche de la cause des maladies que sur la prévision de leur devenir et l'évaluation de l'efficacité des traitements qu'on leur oppose.

La recherche de leur cause, en usant des nouveaux progrès techniques, révéla que cette cause n'était jamais unique. Aux facteurs génétiques (l'inné), déterminant la sensibilité de chacun, sa capacité de voir apparaître la maladie, se mêlent de multiples facteurs déclenchants (l'acquis) : germes, toxiques divers, et même jusqu'à certains états de l'âme, selon un équilibre que nous ne savons pas mesurer. D'où encore une incertitude sur leur cause véritable.

Mais surtout, leur évolution à venir, c'est à dire leur pronostic, est devenue très largement imprévisible. Leur évolution spontanée, en l'absence de tout traitement, ne s'effectue pas, comme pour les maladies infectieuses, sur un mode dual, vers la guérison ou vers la mort. S'il est vrai que généralement, elles s'aggravent progressivement dans le temps jusqu'à provoquer la mort, elles connaissent souvent des rémissions spontanées dont la durée, elle aussi, est imprévisible. Ces rémissions spontanées contribuent à rendre incertaine l'évaluation de l'efficacité des traitements qu'on leur oppose. Ces traitements, nés du progrès scientifique et technique, réussissent, dans un grand nombre de cas, à différer le moment de la mort, sans qu'on puisse avec précision en fixer le moment. Cet effet remarquable est acquis dans un contexte paradoxal d'incertitude qui touche aussi bien la validité de la prescription que l'évaluation de l'efficacité thérapeutique dans le temps.

Il est heureusement de nombreux cas où la validité de la prescription est incontestable. En revanche, elle devient incertaine dès lors qu'elle concerne des traitements innovants. Deux facteurs contribuent à cette incertitude. Le premier tient à ce que les propriétés d'un traitement innovant ne diffèrent pas toujours de façon drastique de celles que possédait le produit qui le précédait : aussi faut-il parfois attendre des mois, voire des années, avant de pouvoir discerner une différence d'efficacité entre les deux produits. Le second est dû à ce que le rythme d'apparition de traitements nouveaux est si rapide qu'on n'a pas toujours le temps d'évaluer l'efficacité du traitement connu avant qu'un autre, aux vertus prétendues mirifiques, apparaisse sur le marché.

LA NOUVELLE REPARTITION DES RESPONSABILITES PROVOQUEE PAR LE PROGRES SCIENTIFIQUE ET TECHNIQUE

La responsabilité de la décision médicale appartient depuis toujours au médecin clinicien car c'est lui qui est en contact direct avec le malade. Lorsque les informations servant à asseoir cette décision étaient presque toutes recueillies sur la personne du malade, le médecin en était le seul maître. Le malade ne songeait pas à lui contester ce privilège.

Le progrès scientifique et technique, aujourd'hui, tend à disperser cette responsabilité. Le médecin continue d'être le vecteur unique d'une décision dont il a perdu le contrôle exclusif.

La fraction des informations proprement médicales intervenant dans sa décision n'est plus seulement le fruit du « colloque singulier » entre le médecin et la personne du malade. Les informations médicales liées à la prise de décision sont fournies par des appareils exploitant des techniques d'imagerie ou d'exploration biologique si sophistiqués que l'énoncé des résultats implique la participation de biologistes ou d'ingénieurs. Toutefois ces biologistes, de même que les ingénieurs, ont-ils encore le plus souvent une culture médicale qui rend leur démarche proche de celle du médecin clinicien.

Mais il n'en est plus toujours ainsi. La décision prise par les médecins cliniciens dépend aujourd'hui souvent de considérations économiques et sociologiques qui lui sont le plus souvent complètement étrangères. Les économistes usent de modèles souvent si élaborés qu'il leur est interdit d'approfondir la culture médicale qu'ils avaient tenté initialement d'acquérir. Il en est de même des sociologues, enfermés le plus souvent dans un ésotérisme de pensée qui les éloigne dangereusement de la démarche médicale. C'est ainsi que la coordination nécessaire des démarches des médecins cliniciens, des économistes et des sociologues, s'effectue dans des conditions peu satisfaisantes qui exposent aux plus graves erreurs d'interprétation.

La pondération de la responsabilité décisionnelle du médecin clinicien, confronté à l'obligation d'intégrer, parmi les facteurs de sa décision, des données extra médicales qui lui sont étrangères, n'a pas encore connu de solution satisfaisante. Le droit, destiné à consacrer la répartition de ces responsabilités, est aujourd'hui complètement inadapté à cette fonction. Enfin, nul ne prend encore en considération le partage des responsabilités qui résulte de l'incertitude qu'a fait naître le progrès technique sur la validité du diagnostic, du pronostic et plus encore de la prescription thérapeutique.

Le malade, en vérité, est devenu partie prenante de cette responsabilité. De son patrimoine génétique hérité dépend souvent l'efficacité de telle ou telle thérapeutique. Lui seul (ou sa famille) devrait assumer la responsabilité de poursuivre un traitement de longue durée qui risque de délabrer sa propre personnalité sans que quiconque puisse prendre le pari que ce traitement sera efficace à long terme.

Médecins, infirmières, gestionnaires et malades ne sont pas prêts, aujourd'hui, à assumer et à organiser cette nouvelle répartition des responsabilités dans la décision médicale. Ils restent fidèles à l'image qu'ils se faisaient d'eux-mêmes dans l'exercice de fonctions clairement définies. Chacun se retire sur son pré carré et cherche à défendre becs et ongles l'image de lui-même héritée du passé. Il y a un danger redoutable que l'introduction du progrès scientifique et technique ne contribue à l'éclatement incontrôlé de l'institution médicale. Ce danger pourrait être pallié si, usant du progrès technique dans le domaine de la communication, on parvenait à restaurer un dialogue chaleureux, porteur d'humanisme, entre tous les membres de la communauté médicale.

VERS UN NOUVEL HUMANISME DE LA PRATIQUE MEDICALE

Le médecin clinicien reste le pivot de la cohérence entre tous les membres de l'institution médicale car il est l'intercesseur privilégié entre le malade et l'ensemble du corps de santé. L'exploitation du progrès technique tend de plus en plus à faire du médecin spécialisé un technicien médicalisé de la santé. La perte de prestige du médecin clinicien généraliste va de pair avec une déshumanisation de la médecine.

La réhabilitation du médecin clinicien

Les exhortations en faveur d'une réhabilitation du médecin clinicien généraliste resteront lettre morte aussi longtemps que le financement de la prestation médicale se fera selon le mode actuel du remboursement à l'acte. Ce mode de financement favorise inconsidérément le médecin spécialiste, seul habilité à obtenir le remboursement par la Sécurité sociale des actes techniques spécialisés qu'il pratique. En supposant que ce problème politico-administratif puisse être réglé, la réhabilitation du médecin clinicien généraliste n'en sera pas acquise pour autant.

Pour y parvenir, il faut, en effet, qu'il dispose des moyens de rétablir un dialogue constructif non seulement avec le malade, mais aussi avec tous les autres partenaires de la santé afin que chacun apporte sa part d'humanisme dans la décision médicale ; ce retour à l'humanisme médical est devenu une condition primordiale du retour à la cohérence de l'ensemble de l'institution médicale.

Quelle que soit la technicisation de l'acte médical, son efficacité réelle dépend pour une large part de l'acceptation par le malade de la mise en oeuvre de ces techniques. C'est au médecin clinicien qu'il appartient d'obtenir cette acceptation. De la même façon, l'efficacité des actes techniques assurés par les infirmières n'atteindra son plein rendement que si médecins et infirmières renouent entre eux un dialogue aujourd'hui délité. L'infirmière n'est plus, en effet, l'exécuteur passif des ordres donnés par le médecin. Technicienne spécialisée, elle dispose désormais d'une marge de manœuvre étendue dont l'exacte mesure ne peut lui être donnée que par le médecin clinicien.

Le gestionnaire lui-même a besoin du concours actif du médecin clinicien pour établir une comptabilité analytique discriminant clairement les actes proprement médicaux et pour reconnaître entre eux une hiérarchie d'importance et d'efficacité.

L'introduction, chaque jour grandissante, du progrès scientifique et technique en médecine, provoque aujourd'hui un immense désordre dans la répartition des rôles impartis à chacun des membres de la communauté médicale, y compris les malades. Chacun pressent que la restauration d'une humanité médicale serait le meilleur moyen de restaurer la cohérence entre tous les membres de cette communauté. Mais nul ne sait quels moyens mettre en œuvre pour y parvenir. Aussi, est-on en droit de craindre que le déséquilibre des compétences ne fasse que s'accentuer si on ne parvient pas à y mettre bon ordre.

La solution, de toute évidence, passe par la prise de conscience par chacun du champ de connaissances diversifiées qu'il lui faut aujourd'hui exploiter au service de la qualité des soins. Cette prise de conscience ne saurait être immédiate, ni même rapide. Elle s'effectuera selon toute probabilité, au fil de l'acquisition des connaissances que pourrait réaliser une bonne utilisation des moyens qu'offrent les multimédias pour favoriser la formation continue.

La formation continue de tous les partenaires de la santé.

Toutes les analyses concernant les moyens à mettre en œuvre pour restaurer un juste équilibre entre les différents pôles de l'activité sociétale débouchent presque toujours sur la nécessité de favoriser la formation continue de toutes les catégories de partenaires sociaux.

En médecine, on ne parle généralement que de la formation continue des médecins, sans tenir compte des autres personnels de santé, ni des malades. Les sommes importantes dédiées par le pouvoir politico-administratif pour favoriser la formation continue ont été parfois déviées de leur but initial. La formation continue assurée par les médecins hospitalo-universitaires ne parvient pas à séduire les médecins praticiens libéraux (de ville et de campagne) auxquels elle est destinée : ils la tiennent, à juste titre, comme trop théorique, trop éloignée des problèmes de terrain qui seuls les préoccupent. Les programmes de formation continue mis en œuvre par les médecins praticiens eux-mêmes n'obtiennent guère de meilleurs résultats. De toute façon, la formation continue n'étant pas obligatoire et n'apportant pas d'avantage substantiel à ceux qui s'y adonnent, elle est généralement abandonnée. D'autant plus que les médecins praticiens, parce qu'ils sont appelés à prendre quotidiennement sur leurs malades des décisions, en particulier thérapeutiques, voient sans grand enthousiasme tout retour sur les bancs d'une « école » supposée rester entre les mains exclusives des hospitalo-universitaires.

L'introduction du progrès scientifique et technique dans le domaine de la communication, en particulier le développement des multimédias, laisse espérer que ces freins pourront être levés en faisant de la formation continue un objectif des systèmes d'aide à la décision diagnostique et thérapeutique, applicable aux médecins, aux autres personnels de santé ainsi qu'aux malades.

Les multimédias autorisent une extraordinaire flexibilité des moyens de stockage, d'expression et de diffusion de l'information.

Le stockage ne s'effectue plus seulement sous la forme de bases de données et de connaissances classiques contenant des textes, des graphiques et des courbes. Les bases de données et de connaissances peuvent contenir également des images dont la précision permet une interprétation valable et des sons. Toutes les formes d'expression des connaissances deviennent ainsi accessibles. Les bases de données et de connaissance, d'autre part, ne sont plus le seul moyen de stockage de ces informations. Les CD-Rom sont capables de receler des sommes immenses d'informations, dédiées à telle ou telle thématique selon la cible d'exploitation à laquelle elles sont destinées.

La richesse des modes d'expression des informations et connaissances contenues dans les banques ou les CD-Rom leur confère une densité et un impact de transfert jusqu'alors inégalé.

Les réseaux de diffusion universels de l'information, dont Internet est un premier exemple, donnent à l'utilisateur accès aux banques de données et de connaissances du monde entier et ceci dans tous les domaines, qu'ils soient médicaux ou extra-médicaux.

A ces caractéristiques de ces nouveaux systèmes d'information s'en ajoute une quatrième : l'interactivité, essentielle pour favoriser la formation. Les flux d'information ne transitent plus seulement de l'ordinateur vers l'utilisateur mais aussi de l'utilisateur à l'ordinateur. L'utilisateur peut étendre le champ de ces investigations en fonction des premières informations recueillies. Mais surtout, il peut adapter sa demande d'information à sa capacité de les bien comprendre.

Ces remarquables progrès techniques permettent ainsi d'intégrer la formation aux procédures d'aide à la décision diagnostique et thérapeutique. La formation cesse d'être une procédure fermée sur elle-même. Elle devient le complément, parfois nécessaire, d'une démarche devenue familière d'aide à la décision, démarche naturelle d'un médecin prescripteur.

UNE INTEGRATION DES FONCTIONS DE TOUS LES PARTENAIRES DE LA SANTE.

Ces ressources ne sont pas seulement applicables aux médecins mais à tous les personnels de santé ainsi qu'aux malades eux-mêmes. L'information et les connaissances contenues dans les banques peuvent être adaptées aux besoins de chaque catégorie d'utilisateur. Chacun étend ainsi la gamme des connaissances à laquelle il peut prétendre accéder, tant dans le domaine qui lui est propre que dans des domaines connexes dont la familiarité lui devient nécessaire pour assumer les nouvelles responsabilités qui sont devenues les siennes, selon le schéma décrit ci-dessus.

Au fil du temps, un nouvel équilibre des connaissances exploitées par tous les partenaires de la santé devrait pouvoir s'instituer. Avec lui, pourra naître une nouvelle forme de dialogue entre eux, préalable au retour d'un nouvel humanisme partagé pour assurer une meilleure qualité des soins.

Ainsi pourra être sauvegardée la cohérence de l'ensemble de l'institution médicale, cohérence qui implique une interactivité de tous les participants dans l'activité médicale. Les malades sont appelés à y tenir une place importante. Ils n'y parviendront toutefois que si leur voix peut se faire entendre à travers une nouvelle structure de concertation dont la création devrait être une préoccupation majeure de tous ceux qui se préoccupent de l'avenir de l'institution médicale dans notre société. Ainsi le progrès technique, en restaurant le dialogue entre les partenaires de la santé et en assurant le renouveau d'un humanisme médical aujourd'hui délité, parviendra à rétablir le prestige du médecin clinicien praticien, en intégrant les immenses ressources qu'apportent et que continueront d'apporter les sciences et les techniques pour l'amélioration de la qualité des soins.

Première Partie

MEDECINE ET CONTRAINTES

LA SUJETION DE L'ECONOMIE

Isabelle Durand-Zaleski
Professeur, Université Paris-Val-de-Marne (Paris XII)

INTRODUCTION

La question économique posée par l'exercice de la médecine est : qui décide quels biens et quel service de santé seront-ils produits, et comment ceux-ci sont-ils distribués dans la population ? Cette question se pose bien entendu pour l'ensemble des biens du secteur marchand et non marchand, mais le cas de la médecine apparaît différent. L'aspect social ou public de la maladie ne concerne donc pas seulement le regard que la société porte sur les souffrances de l'un de ses membres, mais également les décisions que va prendre le corps social pour financer les soins. Par définition, une société où le financement des soins est fiscalisé (ou dépend, d'une manière ou d'une autre de la solidarité nationale), sera amenée à se prononcer sur ce qui est (ou n'est pas) une maladie, et donc relève de la protection sociale.

Ceci amène à décrire les décisions de la société vis à vis du financement public de la maladie. La notion de " maladie " ne peut pas en effet rester dans le domaine privé, à partir du moment où notre société consacre collectivement environ 10% de sa richesse pour financer les dépenses de santé. Ce chiffre situe la France au troisième rang mondial (après les Etats-Unis et l'Allemagne) et représente plus de 150 milliards d'Euro par an, soit environ 2 000 Euro par an et par personne. Il n'existe pas de norme en matière de dépense de santé, c'est à dire que la part du produit intérieur brut consacrée par un pays à ses dépenses de santé ne fait pas l'objet de règles ou de consensus internationaux ; cependant, la dépense moyenne de santé des pays développés représente 8% du produit intérieur brut. La France dépense donc plus que les autres pays, pour un résultat qui, estimé de manière très imparfaite et approximative par les indicateurs de mortalité et d'espérance de vie, nous situe vers le huitième rang mondial.

La demande de santé est, comme toutes les demandes pour tous les biens, illimitée, et seule la nécessité de financer à partir des ressources publiques cette demande peut créer une limite. Dans le cas de la santé, le consommateur n'est pas le payeur, de sorte que la limite à la dépense de santé n'est pas individuelle mais collective, ce qui suppose un consensus ou une majorité pour décider un budget. Cette procédure est celle adoptée, sans difficultés autres que celles liées à la répartition de budgets, dans tous les domaines de la vie publique. Pourquoi le budget de la santé apparaîtrait-il d'une autre nature que celui de l'éducation nationale ou de l'aménagement du territoire ?

Un premier élément de réponse est fourni par le lien qui est envisagé comme très direct entre la demande de soins et la vie. Toute tentative de limiter, par un budget, une demande de soins, est perçue par le public comme la cause immédiate de la mort de certaines personnes ou de certains groupes. La publicité donnée en France aux cas de patients anglais ou américains pour lesquels une procédure médicale ou chirurgicale coûteuse a été refusée en raison de sa faible probabilité de succès illustre cette perception. Il n'est pas choquant ni immoral de décider d'allouer un budget de manière rationnelle, c'est à dire à ne pas donner un traitement lorsque la probabilité de succès est faible, et que les moyens thérapeutiques pourraient être employés avec plus de succès dans un autre domaine de la médecine. La difficulté tient, semble-t-il, à ce que nous devons d'une part accepter l'idée que le budget de la santé est, par définition, une quantité limitée d'argent, et d'autre part passer d'un raisonnement statistique (le traitement X réussit dans moins de 10% des cas, et l'on ne sait pas identifier quels 10%), à un raisonnement individuel, qui conduit à refuser le traitement à tout le monde, y compris aux 10% qui auraient pu être traités avec succès. Le caractère choquant de la décision de ne pas financer un traitement pour une indication donnée tient plus ici à sa visibilité, qu'au raisonnement qui le sous-tend. La visibilité de la décision est d'autant plus grande que l'absence de traitement va être suivie du décès du patient. Ainsi, en fixant un budget de santé, l'état, (ou les financeurs) imposent-ils aussi une limite à notre désir d'immortalité.

Un second aspect récent de la pratique médicale est le transfert, du domaine social au domaine médical, de la prise en charge de certaines conditions " morbides ". La médicalisation des problèmes sociaux est ancienne, mais les notions de " médicalisation " et de " problème social " se sont considérablement étendues. La médecine a développé des outils qui apportent des solutions thérapeutiques à des problèmes qui relevaient du domaine privé, mais sont depuis devenus des problèmes médicaux, puisque traités médicalement, et sociaux puisque le financement était collectif. La laideur, la vieillesse, la précarité sociale, la stérilité peuvent être prises en charge, avec une probabilité de succès non nulle, par la médecine. Renversant l'ordre logique, ces problèmes sont devenus des maladies parce qu'une solution qui pouvait leur être apportée était médicale (D.Folscheid, in " Politiques de santé en France, quelle légitimité pour quels décideurs, Flammarion 1997). En étendant ainsi le champ de la maladie, notre société a, de fait, confié à la médecine la prise en charge de la seule forme d'inégalité qui apparaisse comme vraiment irréductible, l'inégalité devant la santé. Toute déviation par rapport à un idéal de bonne santé est devenue une maladie, dont la prise en charge relève de la médecine. La notion de droit à la santé, souvent revendiqué comme tel, découle de l'idée que l'inégalité devant la santé est inacceptable, mais que l'on peut y remédier, et que le remède relève de la protection sociale. Actuellement, le droit à la santé, affirmé dans le " Traité du social " (J. Fournier et N. Questiaux, 1974) apparaît, dans son acception globale, plutôt irréaliste puisque nous ne pouvons, à moins, peut être, de disposer de financements illimités, faire accéder toute la population à un même niveau de santé. La double méprise a été de penser que c'était possible et d'en confier la réalisation à la médecine.

Ainsi la conjonction du progrès médical, de l'extension du champ de la maladie, et la faiblesse des réponses données aux demandes du corps social a-t-elle créé les conditions d'une demande de soins croissante, et d'autant plus impérieuse qu'elle se confond avec une demande de bien être.

Face à ces choix, le politique hésite entre deux finalités : la première est issue de l'idée de justice et obsède la France ; la seconde est la liberté. Or, ces deux finalités sont parfois contradictoires. La justice induit nécessairement la mise en place d'une technocratie puisque l'Etat doit tout régler afin d'établir la justice, qui s'apparente à l'égalité, voire l'égalitarisme selon les Français. Si la finalité se trouve être la liberté, le politique donne à la société la liberté d'entreprendre, de commercer, et aux individus la liberté de choisir leurs objectifs. La deuxième optique semble être celle d'une démocratie. Si l'objectif de l'Etat est la justice, il faut déterminer les acteurs et les payeurs et la " Réforme " Juppé trouve à s'appliquer. Dans l'optique de la liberté, il faut trouver une solution de continuité entre le cotisant et le consommateur de soins par une mutualisation variant en fonction des ressources ou un système de chèques-santé accompagnés d'incitations et de récompenses ; mais alors ni la fonction publique ni la fonction technocratique ne se mêleront du détail de la responsabilité de la vie sociale, et donc de la santé.

Les réformes sont, *in fine*, du ressort de la décision politique; en France, depuis vingt ans, le politique avait pris fort peu de décisions dans le domaine de la santé, et avait finalement laissé aux autres acteurs et en particulier aux syndicats le champ libre de la mise en pratique et de l'évolution du système de santé. Le politique doit accepter de reprendre son rôle décisionnel, ce qui implique de définir des objectifs de santé publique qui ne soient plus seulement de redistribution mais de résultats.

LE COMPTE SATELLITE DE LA SANTE

La Comptabilité nationale construit une image de l'ensemble des activités économiques du pays en se fondant sur l'analyse de produits et de branches (unités de production homogènes produisant le même produit). Tout en partageant les mêmes concepts et la même nomenclature, les comptes satellites structurent en un ensemble cohérent les informations quantitatives relatives à une fonction collective (santé, protection sociale, éducation, logement...).

Le compte satellite de la santé analyse les processus de production, de consommation et de financement des activités liées à la "santé", réduite ici à la prévention et au traitement mis en œuvre par le système de soins. Aussi des facteurs explicatifs de l'état de santé comme le revenu, le logement, l'éducation, l'environnement ne sont pas pris en compte alors qu'il est montré que leur impact sanitaire est plus important que celui du système de soins. De plus, les activités à la frontière entre fonction sanitaire et fonction sociale (enfance inadaptée ou adultes handicapés) sont exclues en l'absence de soins médicaux.

Les comptes de la santé, publiés chaque année en juillet, privilégient deux principaux agrégats : la consommation médicale totale et la dépense courante de santé.

Consommation médicale totale

"La consommation médicale totale représente la valeur des biens et services médicaux utilisés, sur le territoire métropolitain, pour la satisfaction directe des besoins individuels. Elle comprend ceux qui sont acquis sous une forme marchande, la Consommation de soins et de biens médicaux, et les services de soins médicaux fournis sous une forme non marchande, la consommation de services de médecine préventive. La consommation médicale totale est appréciée par les masses financières globales qui sont la contrepartie des soins médicaux et des services de prévention individualisables dispensés dans l'année."

Consommation de soins et de biens médicaux

Le secteur public hospitalier inclut les établissements publics de santé et les établissements privés non lucratifs participant au service public hospitalier (PSPH). La dotation globale versée par l'assurance maladie constitue l'essentiel de leurs ressources. Le secteur public hospitalier comptait 75% des 500000 lits en hospitalisation complète et 76% des 40000 lits en hospitalisation partielle (hospitalisation de jour ou de nuit, structures pratiquant l'anesthésie ou la chirurgie ambulatoires et hospitalisation à domicile) (DREES, comptes de la santé 2001). On peut remarquer que la dotation globale ne permet pas de distinguer les postes qui relèvent de différentes fonctions de nature extra-hospitalière comme l'hospitalisation à domicile, la délivrance de médicaments fournis exclusivement à l'hôpital (la réserve hospitalière) ou encore les consultations "externes".

Le secteur privé hospitalier comprend les établissements privés à but lucratif (80% des 120000 lits de ce secteur) et les établissements non lucratifs ne participant pas au service public hospitalier. La quasi-totalité des lits d'établissements à but lucratif (92%) sont rémunérés à un prix de journée fixé par convention entre les caisses régionales d'assurance maladie et ces établissements. 70% des lits d'établissements privés non lucratifs et non PSPH sont rétribués au tarif préfectoral, prix de journée fixé par le préfet. Cependant le "tarif préfectoral" doit disparaître, les établissements concernés devant choisir entre la dotation globale et le "tarif conventionnel".

La part de la consommation de médicaments dans la consommation médicale totale est d'environ 20% en 2001 mais ce pourcentage ne tient pas compte des médicaments consommés à l'hôpital qui sont inclus dans la dotation globale. Inversement le poste "médicaments" ne permet pas de faire la part des rétrocessions hospitalières (prescriptions exécutées par les pharmacies d'hôpitaux et facturées directement à l'assurance maladie), ni celle des prescriptions hospitalières et exécutées en ville (en augmentation avec la sortie de la réserve hospitalière de médicaments comme l'Interféron ou les anti-rétroviraux).

Consommation de services de médecine préventive

La médecine préventive individuelle comprend la médecine du travail (40% des coûts de médecine préventive), la médecine scolaire (19%), la protection maternelle et infantile (14%) et les actions sanitaires de prévention individualisées (bilans de santé, toxicomanie, planification familiale).

De nombreux actes médicaux contribuent à la prévention et ne sont pas comptabilisés dans la consommation de services de médecine préventive ce qui sous-estime les efforts de médecine préventive individuelle en France.

Financement de la dépense courante de santé

"La dépense courante de santé mesure l'effort consacré au cours d'une année au titre de la fonction santé par l'ensemble des agents. En d'autres termes, c'est la somme des dépenses qu'engagent les financeurs de l'ensemble du système. Elle couvre donc un champ plus large que celui de la consommation médicale totale puisqu'elle intègre également l'aide aux malades (les indemnités journalières de l'assurance maladie), les subventions perçues par le système de soins (prise en charge d'une partie des cotisations des médecins conventionnés), la prévention collective, le fonctionnement de la recherche, de l'enseignement et de l'administration sanitaire".

L'analyse de la dépense courante de santé révèle les sources de financement de l'ensemble des dépenses de soins.

En 2001, l'assurance maladie finançait les trois quarts de la dépense courante de santé. Le régime général de la Sécurité sociale alimenté par les cotisations sociales obligatoires du monde du travail et la Contribution sociale généralisée (CSG) finance plus de 90% des prestations de l'assurance maladie. Les 2 autres régimes importants sont la Mutualité Sociale Agricole et la caisse maladie des professions indépendantes CANAM. 95% des prestations de l'assurance maladie sont en nature et correspondent au tiers-payant et au remboursement des soins et biens médicaux. 5% des prestations sont en espèces, ce sont les indemnités journalières en cas d'arrêt de travail.

Les cotisations facultatives des assurés sociaux et les primes versées par les employeurs constituent les ressources des sociétés mutuelles à but non lucratif. Elles couvrent 7,4% de la dépense courante de santé.

Les ménages participent à hauteur de 17,5% de la dépense courante de santé, soit directement (13,4%) en payant le forfait hospitalier, la part du ticket modérateur non remboursée par les mutuelles, des biens médicaux achetés directement ne donnant pas lieu à un remboursement (automédication) ou encore des services non soumis au remboursement ou non remboursables par nature, soit indirectement (4,1%) en souscrivant une assurance privée à but lucratif.

L'État et les Conseils Généraux assurent 50% des dépenses de prévention et une partie des dépenses d'enseignement et de recherche médicale. Longtemps, les collectivités locales ont suppléé à l'assurance maladie pour les personnes sans ressource ni couverture sociale, bénéficiaires de l'aide médicale gratuite. Au-delà de sa participation à la dépense courante de santé, l'État joue un rôle fondamental en contrôlant les différents financeurs des dépenses de santé et en garantissant l'équilibre financier du système de santé. Actuellement, la Couverture Maladie Universelle (CMU) prise en charge par le régime général, s'adresse à des populations aux ressources très faibles.

Comparaison des différents agrégats dans le temps et l'espace

Sous l'effet d'une croissance économique faible, la part des dépenses de santé dans le PIB des principaux pays de l'Organisation de coopération et de développement économiques (OCDE) a augmenté de 5,5% en 1970 à 7,9% en 1996 en moyenne. En France, les politiques de "maîtrise" des dépenses de santé, engagées à partir de 1979, ont pris un tournant décisif en 1983 avec la dotation globale des hôpitaux publics, en 1993 avec la "maîtrise médicalisée" des dépenses de soins ambulatoires et en 1996 avec l'introduction d'un objectif national de dépenses d'assurance maladie voté par le Parlement. Le taux de croissance annuel de la dépense courante de soins et biens médicaux est réduit de 13,6% au début des années 1980 à 2,8% en 1996.

L'évolution de la structure de financement de la dépense courante de soins et biens médicaux est marquée entre 1980 et 2001 par la baisse des participations de l'assurance maladie (de 76,5% à 73,9%) et de l'État (de 2,9% à 0,9%). L'augmentation consécutive de la part des ménages entraîne aussi celle des mutuelles et des assurances privées lucratives, auxquelles adhéraient 87% des actifs et 80% des retraités en 1994.

En 2001, la consommation médicale totale moyenne par personne était de 2000 Euro. Cependant, 40% des assurés sociaux ne consomment rien, alors que 60% des dépenses sont consacrées aux soins de 5% des assurés.

Facteurs déterminant la consommation médicale

La croissance de la consommation de soins s'explique classiquement par des facteurs de demande individuelle et des facteurs d'offre collective. Cependant cette distinction reste schématique. Par exemple, le progrès technologique est classé parmi les facteurs d'offre car les médecins prescripteurs bénéficient d'un marché captif et peuvent induire une demande artificielle. Mais le progrès technologique peut aussi révéler une demande de soins latente.

Facteurs individuels déterminant la demande de soins

De capital inné, soumis brutalement aux aléas du destin, la santé devient un acquis que l'on peut préserver, voire un droit que l'on peut revendiquer. La demande individuelle de santé est illimitée. Cependant le comportement de consommation de soins de l'individu est marqué par sa conception de la santé et de la maladie. La morbidité exprimée par l'individu doit se conformer au référentiel nosographique médical pour être diagnostiquée et donner lieu aux soins. Ainsi, les catégories sociales "défavorisées" peuvent considérer la maladie comme une altération franche des capacités, rendant l'activité quotidienne impossible. Dans les catégories sociales "favorisées", de culture plus proche de la médecine, la maladie peut être perçue comme une altération progressive de la santé qu'il est possible de prévenir ou de guérir à tous les stades. Les cadres dépensent plus que les ouvriers en soins médicaux. Ils ont plus souvent recours aux spécialistes et aux examens de dépistage ou à la prévention, mais ils sont moins souvent hospitalisés. La consommation médicale est plus forte en ville qu'à la campagne.

Niveau de vie: la santé est un bien supérieur

Les "trente glorieuses" ont permis une formidable amélioration de l'hygiène (alimentation, logement, environnement...) et donc de l'état sanitaire de la population. Cependant les dépenses de soins augmentent avec le niveau de vie de la population de façon plus que proportionnelle, ce que confirment les analyses transversales internationales (forte relation entre les dépenses de santé par habitant et le PIB par habitant) et les séries temporelles (les dépenses de santé par habitant en France ont été multipliées par 7 entre 1960 et 1995 tandis que le PIB par habitant était multiplié par 2,4 dans la même période).

Démographie

La consommation médicale suit une courbe en U en fonction de l'âge. Ainsi elle est maximale aux âges extrêmes de la vie (prise en charge de la prématurité, consommation de soins des personnes âgées 4 fois supérieure à celle des autres). Un cinquième des dépenses de santé est consacré aux patients dans leur dernière année de vie.

L'augmentation de la durée de vie moyenne et la faible fécondité entraînent l'augmentation de la proportion de personnes âgées dans la population. La proportion des personnes de 60 ans ou plus en France s'est accrue de 16 à 20% entre 1946 et 1995. Selon l'Institut national de la statistique et des études économiques (INSEE), elle atteindrait 34% dans cinquante ans dans l'hypothèse d'une fécondité moyenne de 1,8 enfants par femme. Les pathologies chroniques (cancer, maladies ostéo-articulaires...) qui touchent des personnes âgées de plus en plus nombreuses mais aussi un 'effet de cohorte' (les personnes âgées ont acquis des habitudes de consommation de soins supérieure à celle des générations précédentes) expliquent leur part croissante dans la consommation de soins.

Les femmes consomment plus de soins médicaux que les hommes tout au long de leur vie et en particulier pendant la période d'activité génitale.

Les individus seuls et les ménages à deux consomment proportionnellement plus de soins par personne que les ménages impliquant trois personnes ou plus.

Morbidité

La demande de soins est évidemment fonction de la morbidité qui se caractérise aujourd'hui par la fréquence des pathologies chroniques. Ces dernières altèrent plus la qualité de vie des patients qu'elles ne menacent leur vie et augmentent la consommation de soins. Les épidémies (infection par le virus de l'immunodéficience humaine, grippe) restent un facteur d'augmentation de la consommation médicale.

Risque moral

Le risque moral définit les situations assurantielles où le comportement de l'assuré aggrave le risque supporté par l'assureur. Dans le cas de l'assurance du risque maladie (publique comme privée), le hasard moral est possible avant les soins (sous-prévention aggravant la probabilité de survenue de maladie) et lors des soins (surconsommation due à un niveau de couverture fixe et non modulé en fonction de la justification médico-économique des soins engagés).

Un individu fumeur, à risque majeur de cancer du poumon, qui s'arrêterait de fumer si son comportement à risque donnait lieu à une surprime d'assurance, est un exemple de hasard moral *ex ante*.

La dépense de soins et biens médicaux est couverte globalement à aux trois quarts par l'assurance maladie (voire à 100% pour 85% de la population qui bénéficie d'une assurance privée complémentaire). Lorsque les assurances remboursent les soins sans savoir s'ils sont appropriés (démarche coût/efficacité médicale la plus faible) selon un niveau de couverture fixé *ex ante,* les patients comme leurs médecins ne sont pas confrontés *ex post* aux prix "réels" des soins. Les conséquences de la surconsommation sont majeures dans la mesure où la totalité de la population est couverte par l'assurance maladie et la Couverture Maladie Universelle (CMU) dans sa partie obligatoire et complémentaire.

Facteurs collectifs d'offre de soins

Demande induite par l'offre: la relation d'agence

Une relation d'agence lie le patient à son médecin dans la mesure où le patient délègue son pouvoir de décision à un médecin mieux informé que lui sur les soins les plus appropriés. Le médecin peut profiter de cette asymétrie d'information pour développer son activité au-delà de ce qui est requis par l'état de santé de son patient, en particulier dans les systèmes de rémunération à l'acte (remboursement ex post) qui permettent au prescripteur de soins d'adapter le volume de son activité à ses objectifs de revenu. En conséquence, le hasard moral de surconsommation s'aggrave avec la densité d'offreurs de soins, médecins et hôpitaux.

La médecine ambulatoire comptait 114000 médecins environ en 2001 (sur 182000 en exercice), soit 50% de plus qu'en 1980. L'augmentation du nombre de médecins libéraux a surtout bénéficié aux spécialistes dont la proportion est passée de 41,8% en 1980 à 46,7% en 2001. Or il apparaît que l'activité d'un généraliste nouvellement installé résulte plutôt d'une redistribution avec celle de ses confrères alors qu'un spécialiste crée la majeure partie de sa clientèle. Le nombre annuel d'actes par médecins a augmenté de 7% pour les généralistes entre 1980 et 1996 et de 22% pour les spécialistes. Le nombre annuel d'actes médicaux par habitant a augmenté dans la même période de 37% pour les généralistes (3,5 et 4,8 respectivement) et de 94% pour les spécialistes (1,8 et 3,5 respectivement).

L'offre hospitalière de soins de santé est marquée depuis 10 ans par la diminution constante du nombre de lits installés en hospitalisation complète. Elle correspond à une réduction du nombre de lits de soins de courte durée (260000 lits en 2001) qui n'est pas entièrement compensée par l'augmentation des lits de soins de suite et de réadaptation (92000 lits) et surtout de soins de longue durée (81000 lits). Cette évolution marque l'adaptation de l'offre à la demande croissante de soins des personnes âgées mais aussi la constante amélioration de la productivité de l'hôpital. Ainsi la durée moyenne de séjour, qui correspond au rapport entre le nombre total de journées en hospitalisation complète par séjour (en diminution) et le nombre d'entrées totales (en augmentation), a diminué entre 1985 et 2001 de 15% en médecine (6-7 jours en 2001) et en obstétrique (5 jours en 2001) et de 30% en chirurgie (5 jours en 2001). Par ailleurs, les alternatives à l'hospitalisation complète se développent, surtout les structures d'anesthésie et de chirurgie ambulatoire. Enfin, la psychiatrie et la lutte contre la toxicomanie et l'alcoolisme voient leur nombre de lits d'hospitalisation complète diminuer (75000 lits) au profit d'hospitalisations partielles (27000 places).

Progrès technologiques médicaux

L'assurance maladie est confrontée à un autre problème qui entrave les mécanismes d'assurance: la sélection adverse. Un individu qui se sait atteint d'une pathologie requérant un traitement coûteux (historiquement la radiothérapie dans les années 20) souscrirait une assurance maladie de façon plus certaine qu'un individu qui se sait en parfaite santé confirmée par des examens récents. L'assurance maladie obligatoire et universelle est rendue nécessaire par la sélection adverse.

Ainsi la mutualisation du risque maladie a permis de diffuser largement les progrès technologiques qui se sont traduits par une amélioration de la qualité des soins (efficacité, sécurité) mais globalement sans diminution des coûts.

Prix relatifs des dépenses de santé

Le prix relatif est le rapport entre l'indice des prix des dépenses de santé et celui de la consommation finale des ménages. Contrairement aux autres pays de l'OCDE, le prix relatif des dépenses de santé diminue en France depuis les années 70 (tarifs conventionnés des différents prestataires de soins, contrôle du prix des médicaments remboursés dont l'indice a diminué de 0,7% depuis 1990, alors que l'indice des prix des médicaments non remboursés a augmenté de 49% dans le même temps), ce qui aggrave encore le hasard moral de surconsommation.

Au total, une étude longitudinale de la croissance des dépenses de santé en France entre 1970 et 1995 concluait à la significativité de

4 facteurs: le niveau de vie avant tout, le progrès technologique médical ensuite, puis la diminution des prix relatifs des dépenses de santé et le niveau de couverture de l'assurance maladie.

MAITRISE DES DEPENSES DE SANTE

La France est le seul pays européen qui associe encore dans son système de soins le paiement à l'acte (i.e. le remboursement ex post), le libre choix (des médecins par les patients et des traitements par les médecins) et la couverture généralisée par l'assurance maladie de la Sécurité sociale. Ce système de soins est structurellement inflationniste. Une quinzaine de plans de redressement du déficit de l'assurance maladie se sont succédés depuis 1975 (un tous les 18 mois en moyenne) qui comportaient en général l'augmentation des recettes (hausse des cotisations, contributions exceptionnelles des différents acteurs du système de soins) et la diminution des dépenses par l'augmentation du ticket modérateur. La réforme de la Sécurité sociale de 1996 veut mettre un terme aux dérives des comptes de l'assurance maladie : un objectif national des dépenses d'assurance maladie est fixé annuellement par le Parlement. Le problème reste de favoriser les meilleurs soins aux meilleurs coûts par des mesures incitatives.

Premières mesures

Pour responsabiliser le consommateur de soins et lutter contre le hasard moral de surconsommation, le *ticket modérateur* laisse à la charge du patient une partie des frais médicaux. En théorie, le taux de couverture devrait être d'autant plus faible que l'élasticité de la demande de soins par rapport au taux de couverture est élevée : ainsi, pour une augmentation d'un point du taux de couverture la demande de soins augmente de façon très importante. D'un côté, l'effet escompté d'un taux de couverture variable a été marginalisé par la prise en charge "à 100%" pour les affections de longue durée et le développement important des assurances privées complémentaires. De l'autre côté, le désengagement progressif de l'assurance maladie de la Sécurité sociale dans le remboursement des soins présente un effet pervers pour les populations les plus démunies : 25% des personnes interrogées dans l'enquête annuelle du CREDES sur la santé des français en 1996 déclaraient avoir renoncé à se soigner pour des raisons financières. Ceci est désormais réglé par l'instauration de la couverture maladie universelle, finançant l'assurance maladie complémentaire pour les personnes démunies.

L'offre de soins peut être découragée par la nécessité d'autorisation préalable de l'assurance maladie pour les traitements coûteux. Surtout l'offre de soins peut être contrôlée par la *réglementation des prix, des volumes ou des budgets* (produit du prix et du volume). Depuis la loi du 31 décembre 1970, la *carte sanitaire* limite (et uniformise) la distribution des équipements lourds (TDM, IRM, appareils de médecine nucléaire, angiographie numérisée, radiothérapie, circulation sanguine extra-corporelle et lithotripteurs) et le nombre de lits des établissements publics et privés de santé. L'instauration de la *dotation globale* de l'hôpital public en 1983 marque un freinage brutal des dépenses hospitalières, mais en cristallisant les inégalités de répartition budgétaire existantes. Sur le chemin d'une tarification forfaitaire, les *conventions* signées entre les caisses nationales d'assurance maladie et les différents acteurs de soins ambulatoires visent à limiter les effets inflationnistes du remboursement à l'acte. Progressivement mis en place depuis 1992, les conventions concernent aujourd'hui 240000 professionnels: infirmières, laboratoires d'analyses biologiques, masseurs kinésithérapeutes, sages femmes, orthoptistes, orthophonistes (actuellement annulée), chirurgiens dentistes, transports sanitaires, médecins libéraux généralistes d'une part et spécialistes d'autre part (en voie de révision). Les mécanismes de régulation varient en fonction des conventions: si l'objectif prévisionnel des dépenses est respecté, revalorisation tarifaire ou reversement des caisses, sinon reversement aux caisses, suppression du conventionnement ou arrêt du financement des cotisations sociales par les caisses. Enfin un contrat tripartite national entre les syndicats représentatifs des cliniques privées, les caisses et l'État a été conclu pour 5 ans en 1997.

En 1971, la première convention nationale signée par les syndicats médicaux et les trois régimes d'assurance maladie fixait le remboursement des consultations médicales. À partir de 1979 le *numerus clausus* d'entrée pour les étudiants en faculté de médecine, institué mollement en 1971, permet un contrôle différé de la démographie médicale. Le pourcentage de médecins libéraux appartenant au secteur à honoraires libres est gelé depuis 1989 (17% des généralistes, 38% des spécialistes en 1996). Les *Tableaux Statistiques de l'Activité des Praticiens* (TSAP), établis par les caisses d'assurance maladie, leur permettent de contrôler l'activité et les quantités d'actes de chaque médecin ainsi que leur conformité avec les objectifs de dépenses d'honoraires et de prescriptions fixés par les conventions. Les *Références Médicales Opposables*, (RMO) introduites dans la convention d'octobre 1993, inaugurent la "maîtrise médicalisée" des dépenses de santé dans des domaines où les pratiques médicales étaient trop souvent erratiques. Les mauvaises pratiques, jugées dangereuses ou inutiles, peuvent être sanctionnées par reversement du médecin aux caisses. Les RMO sont établies par l'Agence nationale d'accréditation et d'évaluation en santé (ANAES) et par l'Agence du médicament. De façon similaire, les conventions des chirurgiens-dentistes et des sages-femmes prévoient l'élaboration de références opposables.

Les prix des médicaments remboursables sont fixés administrativement par le Comité économique du médicament après autorisation de mise sur le marché et évaluation de l'amélioration du service médical rendu. Depuis l'*accord cadre État-Syndicat National de l'Industrie Pharmaceutique* (janvier 1994), des conventions pluri-annuelles individualisées par laboratoire et concernant l'ensemble de ses médicaments fixe leurs prix mais aussi des objectifs de volumes de ventes et de dépenses de promotion (supérieures à celles de recherche). Le respect de ces objectifs peut alors conduire à une hausse du prix du médicament. A contrario, le prix peut être baissé de manière autoritaire voire déremboursé. En dehors des conventions "prix-volumes" concernant les médicaments, les dépenses pharmaceutiques sont aussi limitées par la participation aux frais des assurés (ticket modérateur) et la régulation de la prescription (références médicales opposables concernant le médicament ; le reversement dû à un dépassement de l'objectif annuel de dépenses médicales pourrait inciter les médecins à limiter le coût de leur prescription au profit de leur propre activité). Rappelons que le prix des médicaments destinés à l'hôpital et des médicaments non remboursables sont libres et suivent donc les lois de la concurrence.

Réforme de la Sécurité sociale de 1996

La réforme de la Sécurité sociale engagée en 1996 s'est appuyée sur une réforme constitutionnelle, une loi organique, et 3 ordonnances relatives à l'organisation de la Sécurité sociale, à la maîtrise médicalisée et à la réforme de l'hospitalisation publique et privée et leurs différents textes d'application. A partir des priorités de santé publique dégagées par la Conférence nationale de santé, le Parlement fixe dans la *loi de financement de la Sécurité sociale* les orientations de la politique de santé et l'*objectif national des dépenses d'assurance maladie* pour l'ensemble des régimes obligatoires de base.

Ordonnance relative à la maîtrise médicalisée

L'État et les caisses nationales d'assurance maladie disposent de 15 jours à dater de la publication au Journal officiel de la loi de financement de la Sécurité sociale pour conclure l'avenant annuel à la convention d'objectifs et de gestion qui comprend l'objectif prévisionnel d'évolution des dépenses de soins ambulatoires. Compte tenu de cet objectif global, les caisses nationales négocient des objectifs prévisionnels d'évolution des dépenses applicables avec chaque profession de santé. Si l'objectif des dépenses médicales est dépassé, la revalorisation des honoraires n'a pas lieu et les médecins doivent effectuer un reversement individualisé.

La possibilité de définir le 'juste soin' est améliorée par l'enrichissement des Références Médicales Opposables. Le conseil médical des caisses élargit son contrôle à la conformité des prescriptions médicales aux RMO. La prescription de médicaments en dehors de l'autorisation de mise sur le marché doit être mentionnée sur l'ordonnance. L'utilisation des médicaments génériques est recommandée.

Les cabinets médicaux devront s'informatiser pour permettre la *télétransmission* des feuilles de soins. L'informatisation de toutes les transactions entre les assurés sociaux, les professionnels de santé et les caisses d'assurance maladie, associe un système informatique, une carte électronique avec photographie pour l'assuré et une carte électronique pour le professionnel de santé. Les obligations des médecins en matière de *codage* des actes et des pathologies seront précisées. L'informatisation devra faciliter l'accès du médecin à des banques de données ou à des logiciels d'aide à la prescription et doit permettre d'échanger des informations avec des confrères ou des établissements de soins.

Une *obligation de formation* continue est instituée pour les médecins libéraux et hospitaliers qui devront solliciter tous les 5 ans une attestation du respect de cette obligation. Le défaut de formation devient une faute professionnelle sanctionnée par l'Ordre des médecins.

Un *Fonds de réorientation et de modernisation* de la médecine libérale est créé pour favoriser la réorientation des médecins vers d'autres modes d'exercice ou des besoins nouveaux. Introduite en 1988, la cessation anticipée d'activité de prescription des médecins libéraux est possible à partir de 56 ans. Ce mécanisme d'incitation à la cessation anticipée assure le versement d'une allocation de remplacement de revenu jusqu'à 65 ans, âge de la retraite.

Ordonnance portant réforme de l'hospitalisation publique et privée

Pour mettre fin à la dispersion actuelle des responsabilités entre les différents services de l'État et les caisses d'assurance maladie dans l'allocation des ressources entre les hôpitaux et les cliniques, les ordonnances créent les *Agences régionales de l'hospitalisation* (ARH). L'ARH devient l'interlocuteur unique de tous les établissements de santé publics et privés de la région. C'est avec elle que chaque établissement de santé conclura un contrat pluriannuel d'objectifs et de moyens dont les buts essentiels sont la promotion de la qualité des soins et des actions de coopération. L'ARH doit veiller à réduire les inégalités éventuelles de financement entre les différents hôpitaux et s'assurer que l'ensemble des établissements de soins d'une région peut répondre aux besoins de la population, en accord avec les orientations de la conférence régionale de santé.

Tous les établissements de santé doivent s'engager dans une procédure d'*accréditation* de leurs activités dans les cinq ans. L'accréditation est une procédure externe à un établissement de santé. Elle se situe en amont de l'évaluation proprement dite en se fixant pour objectif d'obtenir une appréciation indépendante par des experts des moyens mis en œuvre pour arriver à la qualité.

Compte tenu de l'objectif national de dépenses d'assurance maladie fixé par la loi de financement de la Sécurité sociale, chaque Région se voit attribuer une dotation globale pour les établissements publics et privés participant au service public et un objectif quantifié en nombre de journées d'hospitalisation pour les cliniques privées.

Complémentarité des acteurs de santé

L'un des objectifs de la réforme a été de mettre fin au cloisonnement existant entre les secteurs hospitalier et ambulatoire et de favoriser une prise en charge globale de la maladie. Des expériences de filières de soins organisées à partir du médecin généraliste (incitation à consulter le médecin "référent" en première intention) et de réseaux de soins pour des pathologies lourdes ou chroniques sont conduites pendant cinq ans sur la base du volontariat.

Par ailleurs, les Agences régionales de l'hospitalisation doivent organiser des transferts financiers entre secteurs hospitalier et ambulatoire en raisonnant sur un coût global de la maladie. En effet, les financements des secteurs ambulatoire (paiement à l'acte) et hospitalier (budget global ou prix de journée) sont complètement séparés, de sorte qu'il n'existe aucune incitation à mettre en œuvre des actions qui, utilisant les ressources d'un secteur, permettrait d'en épargner à un autre. Par exemple, si une action de prévention conduite à l'hôpital entraîne une réduction des dépenses de ville, l'hôpital devrait pouvoir bénéficier financièrement des économies qu'il a contribué à générer.

Remboursement de la dette sociale

La reprise de la dette accumulée par le régime général de la Sécurité sociale (250 milliards de francs entre 1992 et 1996) est assurée par la Caisse d'amortissement de la dette sociale (CADES) financée par l'instauration d'une contribution pour Remboursement de la dette sociale (RDS) au taux de 0,5% jusqu'en 2009.

CONCLUSION

L'État providence a particulièrement pu se développer lors de la croissance économique exceptionnelle d'après-guerre. Depuis 1984, la France est en situation de déficit budgétaire permanent. La charge de la dette publique accumulée occupe 20% des dépenses de l'État en 1998 (10% en 1990). Sans pouvoir creuser le déficit public ni augmenter les prélèvements obligatoires qui ont atteint des niveaux records, l'État doit arbitrer entre les différents postes budgétaires (santé ou éducation...). La santé est un bien supérieur pour lequel l'État providence joue finalement le rôle de frein à ses excès plutôt que celui de moteur (pour exemple on retiendra le système assurantiel privé américain qui laisse 40 millions d'américains sans aucune couverture et représente 14,2% du PIB).

Au cœur de la réforme fiscale, la Contribution sociale généralisée introduite en 1991, représente un impôt proportionnel à assiette très large. Par ailleurs, le RDS est prolongé de 5 ans (jusqu'en 2014) pour permettre à la CADES d'amortir les déficits.

L'introduction d'un objectif national de dépenses de l'assurance maladie fixé par le Parlement qui tient compte des priorités de santé publique établies par la Conférence nationale de santé constitue l'élément majeur de la réforme de la Sécurité sociale de 1996. Le plan gouvernemental de 1998 ne le remet pas en question et sanctionne les acteurs du système de soins ne respectant pas leur objectif prévisionnel de dépenses, soient les laboratoires pharmaceutiques, les laboratoires d'analyse et les radiologues. Le retour à l'équilibre financier est prévu par les lois annuelles de financement de la Sécurité Sociale, votées par le Parlement.

Tableau I: Les différentes mesures de contrôle des dépenses de santé

	Mesures coercitives	Mesures incitatives
Offre	carte sanitaire (70)	information (TSAP, informatisation des cabinets libéraux, PMSI)
	numerus clausus (71)	formation médicale continue obligatoire (96)
	Dotation globale des hôpitaux publics (83)	Codification des actes et des pathologies (96)
	Références médicales opposables (93)	Recommandations pour la pratique clinique
	objectifs quantifiés nationaux fixés par convention (depuis 92)	évaluation (audit clinique), accréditation des hôpitaux (96)
	Prix administrés des médicaments	Filières et réseaux de soins (96)
Demande	niveau de remboursement (ticket modérateur)	carnet de santé (96)
	tarification	éducation sanitaire
		prévention, dépistage

LE DEFI DU VIEILLISSEMENT

Ladislas Robert
Directeur de recherche au CNRS.

Le vieillissement est un phénomène qui hante l'imagination des humains depuis la haute antiquité comme en témoignent, entre autres, les records de longévité rapportés par de nombreux auteurs anciens, comme Pline (l'ancien) et la Bible pour ne mentionner que les sources les plus connues. Malgré cette ancienneté des préoccupations causées par ce phénomène qui mène inexorablement à la mort, l'étude scientifique du vieillissement est de date récente. La première découverte digne de ce nom ne date que du milieu de ce siècle, il s'agit de l'expérience célèbre de **F. Verzar** à Bâle, ayant mis en évidence le vieillissement du collagène. Une " expérimentation " peu sérieuse à peine distincte du charlatanisme est par contre un phénomène ancien. A la limite du sérieux et de la supercherie se situent les injections d'extraits aqueux de testicule de Brown-Séquard dont les " réussites " sont à mettre sur le compte d'un effet placebo, car les hormones stéroïdes sont insolubles dans l'eau : l'extrait injecté par Brown-Séquard ne pouvait donc pas en contenir suffisamment pour provoquer l'effet prétendument escompté et apparemment obtenu sur lui-même comme en témoignent ses possibles exploits sexuels suivant l'injection. Il en est probablement de même avec la quasi-totalité des produits miracles qui défraient régulièrement la chronique.

LE TEMPS, PARAMETRE INSAISISSABLE EN BIOLOGIE

Le concept du temps a une longue et passionnante histoire. Sa mesure exacte n'est devenue possible que relativement récemment. La langue anglaise connaît deux termes différents pour le temps qu'il fait (*weather*) et le temps qui s'écoule (*time*). Le français utilise le même mot pour ces deux concepts différents ce qui n'a pas manqué de poser de sérieux problèmes conceptuels comme en témoigne la littérature sur " les vieux "[1].

Il en est de même quant au calendrier : il n'est devenu fiable que depuis le pape Grégoire. Sa mesure vraiment précise fait appel au rythme de désintégration du Césiumet, est donc très récente. L'homme ne dispose pas de mécanisme neurobiologiquement identifiable pour le temps. Chez le très jeune enfant, c'est l'alternance des tétées et du sommeil qui impriment les premiers sentiments liés au temps. L'apprentissage de l'horloge est tardif, rare avant 5 - 6 ans. Même chez des adultes, il n'est pas rare de constater l'absence d'un sens du temps. Le succès des agendas, classiques ou électroniques, en témoigne.

En physique ce n'est que la thermodynamique classique qui a assigné une flèche au temps : c'est l'augmentation du " désordre " moléculaire, mesuré par la variation de l'entropie, qui assigne une direction au temps. Dans les sphères biologiques, le temps entre en force mais sous des aspects et dimensions très différents. L'apparition de la vie se situe sur une échelle de milliards d'années (3.5×10^9 années environ). L'apparition des cellules eucaryotes (pourvues de noyau contenant le génome) pose encore problème. La découverte récente de bactéries très anciennes résistant à des températures et des pressions très élevées, ainsi qu'à des radiations inouïes, utilisant des voies métaboliques très différentes de celles des cellules eucaryotes (par exemple l'oxydation de dérivés soufrés par les nitrates) montre que ces formes dites " primitives " de la vie n'ont pas besoin " d'évolution " pour " réussir " une fantastique longévité qui se compte probablement en milliards d'années.

Le temps de l'évolution, dont l'étude doit beaucoup à l'école française du Muséum d'Histoire Naturelle, et en particulier à Lamarck, puis à Darwin et ses successeurs, a comme unité les millions d'années. " L'explosion cambrienne " a multiplié les formes pluricellulaires du vivant: de l'éponge à l'homme, on peut compter environ 5 à 600 millions d'années. L'apparition des hominidés date d'environ 3 millions d'années.

Mais l'échelle du temps se complique si l'on se met à étudier la durée de vie des êtres vivants. Cette durée s'échelonne de quelques heures pour certains insectes à environ 150 ans pour la tortue de Galapagos et des siècles pour certains arbres. Il faut noter cependant que la partie " vivante "

---

[1] J.P. GUTTON, Naissance du vieillard. Essai sur l'histoire des rapports entre les vieillards et la société en France, 1988, Aubier, Paris.

de ces arbres n'est pas ancienne, le tronc avec l'écorce visible représente une matière inerte, effectivement ancienne mais non vivante. L'échelle de la vie varie donc entre de très larges limites pour des raisons encore en grande partie non élucidées.

DUREE DE VIE ET VIEILLISSEMENT

Le temps qui s'écoule entre la naissance et la mort peut être sous divisé en trois parties inégales : le développement, la vie mature et reproductive, le déclin. Nous laissons de côté le temps de développement intra-utérin ou dans l'œuf qui pose d'autres problèmes. La délimitation de ces trois périodes est arbitraire et variable d'une espèce à l'autre. L'homme fait partie des espèces caractérisées par la néoténie, c'est-à-dire la maturité reproductive précède la maturité globale de l'organisme.

La phase du déclin ne s'observe guère dans la " nature " : la prédation, les nombreux obstacles à affronter et surmonter pour la quasi-totalité des espèces ne font pas ce cadeau à la vie. Même chez l'homme, le vieillissement ne peut s'observer que dans les sociétés mûres pour une morale attribuant une aura spéciale (sagesse, pondération, connaissances étendues) aux personnes âgées. Leur nombre a fortement augmenté au cours de ce siècle et ce processus continue apparemment, posant entre autres le problème des retraites et du remboursement des soins médicaux. Nous reviendrons plus loin aux explications plausibles de cette échelle considérable de la durée de vie des espèces.

LONGEVITE MOYENNE ET MAXIMALE

Il convient de préciser quelques notions élémentaires concernant la mesure quantitative du vieillissement. L'estimation précise de l'espérance de vie ne date que du début du 19ème siècle. Comme on pouvait s'y attendre, ce sont les grandes compagnies d'assurance à Londres qui en ont compris l'importance. Gompertz, l'un de leurs employés, physico-chimiste, a décrit la première formule mathématique du déclin d'une cohorte. L'âge moyen au moment du décès d'une population a été ainsi pris comme une mesure de son vieillissement. Mais l'âge du décès ne mesure nullement le vieillissement. Ce paramètre, l'espérance de vie moyenne, dépend essentiellement de facteurs socio-économiques, de la prévention et du traitement de maladies, etc. La preuve en est la rapide augmentation de l'espérance de vie moyenne depuis le début de ce siècle. En dessous de 60 ans en 1900, il est actuellement en France de l'ordre de 74 ans pour l'homme et de 86 ans pour les femmes.

L'autre paramètre, **la longévité maximale** d'une espèce est déjà plus intéressante car on la met en rapport avec le génome. On considère donc qu'elle serait héréditaire à l'intérieur d'une espèce. Le problème ici tient à la difficulté de la mesurer avec précision. Ce paramètre n'est connu avec une relativement bonne précision que pour quelques espèces. On a constaté qu'il varie de un à trois ans pour des souches génétiquement homogènes de souris.

Comment mesurer alors le vieillissement ? La seule approche valable est la mesure en fonction de l'âge, de paramètres physiologiques ou biochimiques aussi bien définis que possible. De telles mesures ont été effectuées sur un assez grand nombre de fonctions, aussi variées que l'opacification du cristallin de l'œil et le pontage du collagène. Quand on représente le déclin de ces paramètres en fonction du temps, d'une façon hautement simplifiée par extrapolation linéaire jusqu'à l'intersection des droites avec l'axe des abscisses, le temps (figure 1), on obtient des familles de droites avec des pentes variables. Certaines de ces fonctions s'annulent vers 60 à 80 ans, d'autres sont apparemment " programmées " pour durer 400 ans, comme la vitesse de conduction nerveuse. Bien entendu, dans la réalité ces fonctions ne sont pas à leurs valeurs maximales dès la naissance, mais augmentent progressivement (avec des vitesses encore très différentes) de la naissance jusqu'à 20 - 30 ans environ pour décliner ensuite (et parfois dès 20 ans, ainsi la performance des athlètes en gymnastique qui plafonne à 15 - 18 ans environ). Cette simplification de la représentation du déclin des fonctions n'a d'autre but que de montrer que **l'on vieillit en « pièces détachées »** : chaque fonction suit apparemment une vitesse de déclin différente. Ces considérations nous amènent à nous interroger sur la possibilité de définir le vieillissement. De grands spécialistes de la gérontologie expérimentale s'y refusent. Tout le monde est d'accord pour dire que le vieillissement est pluricausal, sous l'influence du génome mais aussi de nombreux facteurs extérieurs. Pour des raisons didactiques, une définition s'impose pour cerner le phénomène que l'on est censé étudier. La définition la plus commode insiste sur le **déclin de nos capacités d'adaptation aux conditions changeantes de l'environnement. Les mécanismes sous jacents** doivent obéir à certaines règles, être **progressifs,**

irréversibles et nocifs. Il convient de se pencher sur les mécanismes sous jacents à ce déclin.

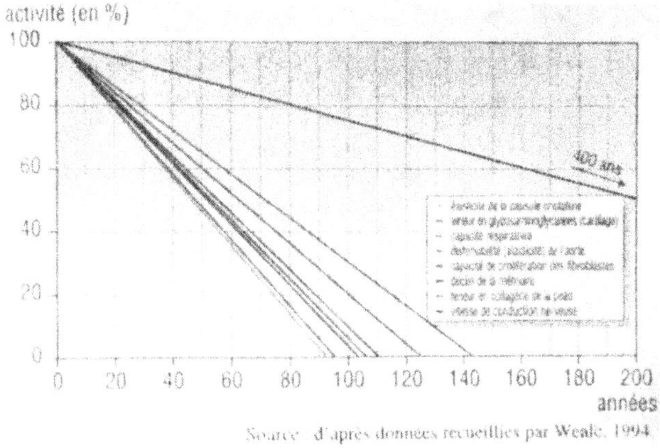

Figure 1
Déclin différentiel des fonctions de l'organisme avec l'âge. Représentation simplifiée d'après les recensements bibliographiques de Weale, par extrapolation linéaire afin de déterminer l'âge approximatif de l'annulation des fonctions à des âges variant entre environ 90 ans (élasticité du cristallin) et ~ 400 ans (vitesse de conduction nerveuse).

D'après L. ROBERT : Le vieillissement, faits et théories, 1995, Dominos, Flammarion, Paris

LA GESTION DU TEMPS PAR LA CELLULE

La vie cellulaire, également malaisée à définir, est rythmée par une multitude de réactions chimiques qui lui permettent de produire de l'énergie pour assurer sa subsistance et d'effectuer les fonctions qui lui sont dévolues. Toutes ces réactions, pour la plupart catalysées par des enzymes protéiques suivent des rythmes de fréquence variable (figure 2). Un des problèmes majeurs que la cellule doit résoudre est la gestion de ces diversités de rythmes, coordonnées des vitesses qui varient entre la nanoseconde et les années. Ce couplage, cette coordination s'effectue grâce à des mécanismes partiellement élucidés, comme par exemple la régulation allostérique des enzymes : le produit (parfois lointain) d'une série de réactions agit sur le premier catalyseur de la chaîne, le plus souvent pour l'inhiber, régulant ainsi le rendement de la chaîne de production d'un métabolite. Ces régulations exigent pour être efficaces, des acteurs (catalyseurs et métabolites) en quantité déterminée, ne variant qu'entre des limites étroites. Cette constance du " milieu intérieur " a été décrite par **Claude Bernard**, en complétant ainsi le concept de " l'homéostasie " du physiologiste anglais, **Cannon**. Mais il faut aussi coordonner le fonctionnement de toutes les cellules de l'organisme. Ceci nécessite l'envoi de " messages " (hormones, cytokines, facteurs de croissance) et leur " réception " par les cellules cibles.

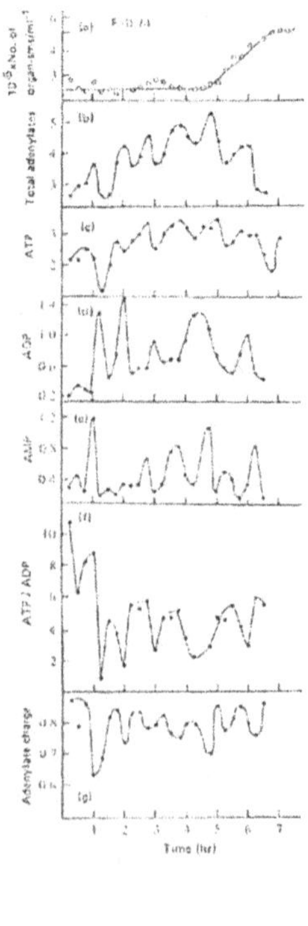

Figure 2 :
Oscillation du pool intracellulaire des nucléotides d'adenine dans des cultures synchronisées de A. Castellani.
a) nombre de cellules et indice de synchronisation,
b) adenylates, concentration totale,
c) adenosine triphosphate (ATP),
d) adenosine diphosphate(ADP),
e) adenosine monophosphate (AMP),
f) rapport de l'ATP sur ADP, g) Charge d'adenylate
Les concentrations sont exprimées en nanomoles par ml de milieu de culture (d'après D. Lloyd et S.M. Edwards, in : L.N. Edmunds Ed. Cell cycle clocks (Marcel Dekker, NY, p 27-46, 1984) et L. Robert in E. Klein, M. Spivo Ed., Le temps et sa flèche (Ed. Frontiers, 1994, p. 213-237).

Les " **récepteurs** " de la cellule cible mettent en œuvre une chaîne de réactions à l'intérieur de la cellule, orchestrées par des " seconds messagers " et de nombreux facteurs intermédiaires récemment découverts. Or au cours du vieillissement les mécanismes de coordination se dérèglent progressivement. La distinction entre les cellules mitotiques, en reproduction quasi permanente, et les cellules post-mitotiques qui ne se divisent plus une fois leur état de différenciation atteint, est essentielle. Dans la première catégorie, on peut ranger les cellules de l'épiderme, les kératinocytes qui se divisent, au niveau de la couche basale de l'épiderme, pour remplacer la couche cornée, la plus superficielle et qui assure la protection de l'organisme vers le monde extérieur. Il en est de même quant aux revêtements du tube gastro-intestinal, de la cavité buccale et jusqu'à l'anus. Les cellules de type épithélial se divisent constamment pour remplacer les cellules usées, éliminées par desquamation. Pour de telles cellules mitotiques, Hayflick et Moorhead ont assigné une " limite " de capacité de prolifération. Cette limite se situe pour les cellules embryonnaires humaines à environ 50 à 60 divisions. Cette " limite " est attribuée au raccourcissement des télomères (des séquences monotones d'ADN au bout de chaque chromosome) à chaque division cellulaire (figure 3). L'enzyme capable de maintenir la longueur originale des télomères, la télomérase, est réprimée, inactivée dans la plupart des cellules somatiques de l'organisme. Seules les cellules germinales (ovule, spermatozoïdes) continuent à l'exprimer. L'épuisement du potentiel de division des cellules mitotiques est certainement un facteur important dans le vieillissement de l'organisme. La réexpression de la télomérase, observée dans la grande majorité des cellules transformées, malignes, rend possible leur prolifération illimitée. Mais comment vieillissent les cellules post-mitotiques, comme les neurones par exemple ? Les expériences effectuées dans ce domaine suggèrent un déclin puis mort cellulaire, attribués à une nécrose ou une apoptose. La nécrose est provoquée par des agents toxiques extérieurs. L'apoptose -ou mort cellulaire programmée- peut être déclenchée par une variété de signaux et s'effectue à l'instar d'un suicide, selon un " programme " codé dans le génome. Le rôle respectif de ces deux variantes de la mort cellulaire est encore discuté. Apparemment les cellules musculaires contractiles du cœur subissent plus la nécrose que l'apoptose. Dans le déclenchement de la mort cellulaire un rôle important est joué par les espèces réactives d'oxygène ainsi que certaines protéases (élastases et autres). La perte des neurones a été quantifiée par plusieurs chercheurs. Bien que les résultats publiés puissent varier d'un auteur à l'autre et aussi selon la région cérébrale étudiée, cette perte varie entre 20 à 60 % vers les 80 ans. Nous avons pu provoquer ce type de mort cellulaire par nécrose et apoptose en agissant sur le récepteur de l'élastine-laminine avec un excès de peptides d'élastine : il apparaît donc que des substances normalement présentes dans les tissus, comme les produits de dégradation des constituants de la matrice extracellulaire, pourraient provoquer la mort cellulaire.

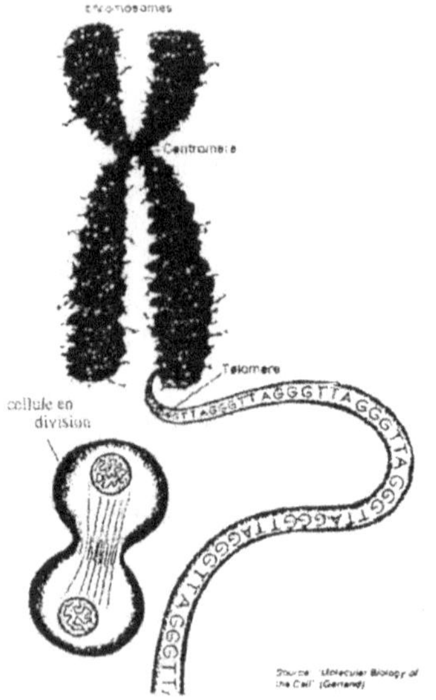

Figure 3
Représentation schématique des télomères, séquences répétitives d'ADN au bout de chaque chromosome ; chez l'homme cette séquence est ...TTAGGG.... (A pour Adenine, G pour Guanine et T pour Thymidine) d'après L. ROBERT : Le vieillissement, de l'homme à la cellule, 1994, CNRS, Belin, Paris.

VIEILLISSEMENT ET MATRICE EXTRACELLULAIRE

L'organisme comporte un grand nombre de macromolécules secrétées par les cellules et qui assurent la cohésion des cellules dans les tissus, l'intégration des tissus dans les organes et le positionnement anatomique et fonctionnel des organes dans l'organisme. Ces macromolécules sont les collagènes, l'élastine et d'autres composants de la matrice extracellulaire (ou MEC). La découverte de F. Verzar a montré que cette matrice ou plus précisément les fibres de collagène, “ vieillissent ”. Les mesures de Verzar ont suggéré une augmentation exponentielle du “ pontage ” des fibres avec l'âge (Figure 4). Ce phénomène, attribué à la réaction de Maillard (glycation non enzymatique), a été retrouvé de la grenouille à l'homme. Or le collagène a été considéré comme une matière inerte, utile seulement pour assurer une certaine résistance mécanique à l'organisme. Les os se forment par déposition d'hydroxyapatite sur une trame fibreuse dont le constituant principal est le collagène de type I (on en connaît aujourd'hui 19 types chez les vertébrés). On a ensuite découvert des modifications (dites post-synthétiques) pour la plupart des constituants de la MEC au cours du vieillissement.

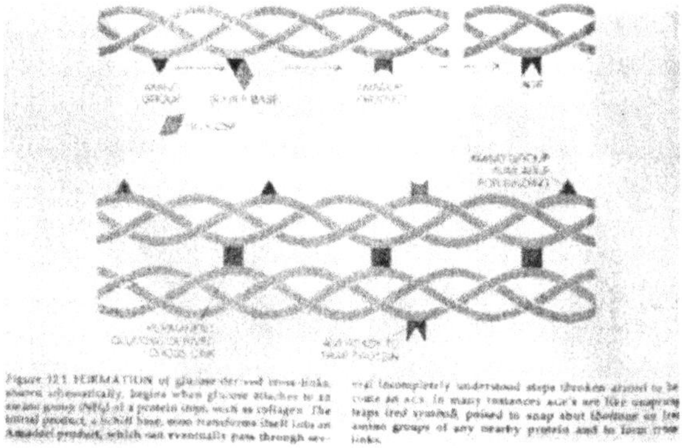

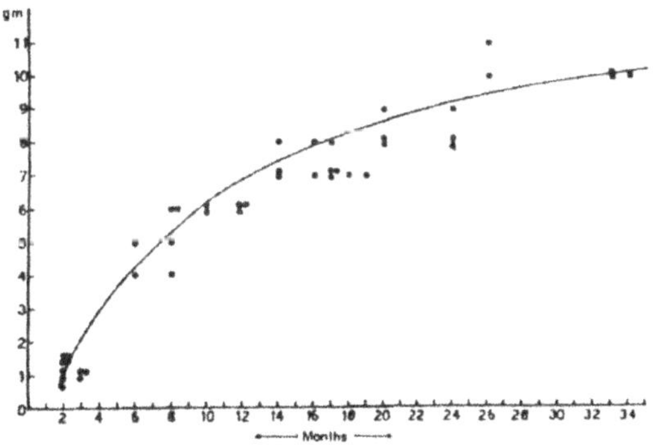

Figure 4

Pontage progressif des fibres de collagène au cours du vieillissement. Ce pontage, découvert par F. Verzar, est attribué à la réaction de Maillard, l'interaction " spontanée " du glucose (et d'autres substances réductrices) avec des fonctions amines des protéines et acides nucléiques (A). Il y a formation de bases de Schiff, qui, après plusieurs étapes, donnent naissance à des produits cycliques capables de relier entre celles (ponter) des fibres de collagène. Ce pontage augmente exponentiellement avec l'âge.

Les fibres élastiques se saturent progressivement de lipides et de calcium pour être ensuite dégradées par des élastases (5, 6). Ces produits de dégradation jouent aussi un rôle important dans le vieillissement. Mais à part ces modifications post-synthétiques la matrice subit un remaniement constant au cours de la vie, remaniement attribué à des phénomènes de dégradation et à une resynthèse qui dévie progressivement du " programme " ayant permis de construire les tissus " jeunes ". Le changement du " programme " de biosynthèse de la MEC avec les modifications post-synthétiques de la matrice jouent un rôle important dans le déclin de l'organisme. La perte d'élasticité de l'élastine intervient d'une façon critique dans le vieillissement cardiovasculaire. La rigidification progressive des vaisseaux sanguins alourdit le travail du cœur qui perd déjà progressivement ses cellules contractiles et s'enrichit en collagène. Ce phénomène à lui seul permet déjà d'assigner une limite dans le temps au fonctionnement du système circulatoire.

À terme, si aucune autre maladie n'intervient, la mort cardiaque pourrait bien représenter la mort par vieillissement invoquée par des gériatres optimistes. Mais la polypathologie des personnes âgées, largement documentée par des autopsies de centenaires, montre que les maladies liées à l'âge progressent souvent de concert, parfois d'une façon indétectable. La quasi-totalité de ces maladies concerne directement et indirectement la matrice extracellulaire.

DECLIN DES FONCTIONS PROGRAMME OU STOCHASTIQUE?

Après ce rapide parcours des mécanismes du vieillissement des cellules et de la matrice extracellulaire retournons vers les théories explicatives proposées au cours des dernières décennies. On peut schématiquement les diviser en déterministes ou stochastiques. Les formes modernes des théories déterministes proposent un " codage " génétique du vieillissement. Or aucun gène " codant " d'une façon directe le déclin de l'organisme n'a été trouvé. Même chez les invertébrés comme le ver plat, (*cenorhabditis elegans*) ou la mouche drosophile, les mutants longévifs n'ont mis en évidence le " codage " multigénique et le plus souvent indirect de la longévité.

Personne ne nie aujourd'hui que le vieillissement est plurifactoriel et met en jeu des mécanismes génétiques, épigénétiques et environnementaux. Chez l'homme certaines constellations génétiques peuvent en revanche favoriser des maladies qui abrègent la vie. Il en est ainsi de la forme ε_4 de l'apolipoprotéine E, qui est déterminée par 3 gènes ε_2, ε_3 et ε_4 pouvant former des paires d'allèles homozygotes, $\varepsilon_2/\varepsilon_2$ et ou hétérozygotes, $\varepsilon_2/\varepsilon_3$ etc. (La forme $\varepsilon_4/\varepsilon_4$ est ici en cause). Cette forme de l'apo.E, la ε_4 favorise à la fois les maladies cardiovasculaires et la maladie d'Alzheimer. D'autres gènes codant des isoformes de récepteurs (dopaminergiques ou régulant la tension artérielle) peuvent aussi prédisposer à des maladies abrégeant la vie. Mais il s'agit ici de fréquence relative et non pas de déterminisme absolu. L'isoforme $\varepsilon_4/\varepsilon_4$ de l'apolipoprotéine E se retrouve parfois même chez les centenaires, bien que sa fréquence soit inférieure à celle trouvée chez des personnes à vie plus courte - du fait de la survenue de nombreuses maladies. De nombreux chercheurs ont tenté de trouver un déterminisme génétique expliquant la limite de Hayflick. Même si l'importance des gènes est apparue dans les mécanismes ci-dessus discutés, ces mécanismes sont indirects. La répression de la télomérase et l'impossibilité mécanique de recopier toute la longueur de l'ADN par l'ADN-polymérase (la partie de l'ADN occupée par l'enzyme échappe au recopiage) sont des mécanismes indirects. Un argument supplémentaire découle de la sélection naturelle. Cette sélection n'a pu favoriser que des gènes utiles pour une reproduction rapide et efficace des espèces. Le vieillissement est un épiphénomène seulement considéré chez l'homme depuis l'attribution d'une valeur morale au grand âge. Les animaux ne vieillissent qu'en captivité.

Les arguments des théories dites stochastiques ne sont pas plus convaincants. Des évènements dus au " hasard ", réactions non contrôlées par le génome, comprennent surtout les mécanismes radicalaires. Or la genèse des radicaux libres, comme d'ailleurs la réaction de Maillard, ne peut pas être attribuée au " hasard ". Les réactions qui les génèrent comme la concentration et les interactions des substances intervenant dans ces réactions dépendent étroitement de mécanismes génétiquement contrôlés. Pour résoudre ces apparentes contradictions il faut envisager le rôle des réactions épigénétiques.

ROLE DES REACTIONS EPIGENETIQUES

Depuis l'avènement de la biologie moléculaire, l'idée selon laquelle tout phénomène vital peut être ramené à des " codages " génétiques s'est fortement répandue. Ce n'est que récemment que des voix se sont élevées pour faire la part des gènes, certes importante, mais insuffisante pour comprendre le vivant. En effet, les " épiphénomènes " mentionnés dans les chapitres précédents, la production de radicaux libres, la glycation non enzymatique (la réaction de Maillard) sont des réactions non programmées dans le génome. Seule la séquence d'aminoacides des protéines est " programmée " par les évènements qui peuvent altérer les fonctions des protéines après leur synthèse.

La production de radicaux libres est un épiphénomène des réactions d'oxydoréduction dont les catalyseurs seuls sont " codés " dans le génome. L'interaction entre glucose, indispensable à la vie et les fonctions amines des protéines et acides nucléiques, n'est pas " codée " dans le génome non plus, il s'agit encore de réactions non programmées, épigénétiques. Leur nature, prévisible à la suite de la structure des substances réagissantes, leur vitesse, calculable avec la connaissance de la concentration des molécules intervenantes, ne laisse guère la place pour le " hasard ". Tout ceci est prévisible, calculable mais nullement codé dans le génome. Ces réactions épigénétiques sont fortement impliquées dans le déclin des fonctions vitales au cours du vieillissement. La grande différence de vitesse de déclin d'une centaine de réactions étudiées par des chercheurs (figure 1) est à ramener à la variabilité d'un tissu à l'autre, d'un type cellulaire à l'autre de ces réactions épigénétiques. Quant aux dégâts causés par des espèces réactives d'oxygène, leur production est proportionnelle à l'intensité du métabolisme de l'animal. Les dégâts causés sont réduits proportionnellement à l'efficacité des défenses anti-radicalaires. Ainsi la longévité maximale de nombreuses espèces est proportionnelle au rapport : intensité métabolique/défense antiradicalaire.

ROLE DES RECEPTEURS

Le concept de récepteurs proposé par le médecin allemand Paul Ehrlich dans le cadre de sa théorie de la reconnaissance immunologique, s'est vite répandu en physiologie et pharmacologie (" *corpora non agunt nisi fixata* "). Nombreux sont les agonistes et antagonistes de récepteurs utilisés en médecine. De date récente est la constatation de la perte progressive de récepteurs au cours du vieillissement. Décrit, entre autres au niveau du myocarde (perte de récepteurs β-adrénergiques) ce phénomène concerne un grand nombre de récepteurs d'hormones et de cytokines. Cette perte de récepteurs est aggravée par le " découplage " d'autres récepteurs. Pour le récepteur de l'élastine-laminine décrit dans notre laboratoire ce " découplage " affecte sa voie de transmission de " messages " de la membrane cellulaire vers l'intérieur de la cellule. Ce phénomène se manifeste par une baisse de l'entrée de calcium dans la cellule à la suite de l'activation du récepteur. Cette baisse d'entrée de calcium, indispensable au déclenchement de la plupart des réactions cellulaires, n'est pas suivie dans les cellules " âgées " par la rapide normalisation du taux de calcium libre intracellulaire. Ce taux doit être maintenu, en dehors des phases d'excitation, à une valeur 1000 fois inférieure à la concentration extracellulaire de calcium. Cette perte de la capacité de réguler l'homéostasie calcique caractérise la cellule vieillissante. Curieusement, malgré ce découplage du récepteur son activation est suivie de relargage de radicaux libres et de protéases (élastases).

Le déclenchement de ces réactions nuisibles explique probablement la mort cellulaire observée en présence de concentrations croissantes de produits de dégradation de l'élastine (peptides d'élastine). Ces produits de dégradation des fibres élastiques sont présents dans le sang circulant en quantité suffisante pour provoquer les réactions défavorables ci-dessus mentionnées. Là encore, nous avons affaire à des phénomènes non programmés dans le génome, des mécanismes épigénétiques pouvant entre autres, contribuer au vieillissement vasculaire et à l'athérogenèse (figure 5).

VERS UNE THEORIE " EVOLUTIONNISTE " DU VIEILLISSEMENT

Il ressort des faits et réflexions brièvement esquissés que le vieillissement représente un épiphénomène de la civilisation, attribuable à une interaction entre les processus vitaux de la vie cellulaire - résultat de l'évolution des espèces - et de phénomènes épigénétiques dont ni le mécanisme, ni la parade n'ont été prévus au cours de l'évolution. La connaissance approfondie de l'évolution cellulaire justifie la constatation de François Jacob selon laquelle la nature " bricole ". Loin de la perfection attribuée à la " Création " par les religions monothéistes, l'organisme apparaît de plus en plus comme le résultat d'un bricolage, assez réussi mais loin de la perfection. L'évolution de la vie aérobie nous a laissés avec une défense défectueuse contre les métabolites nuisibles de la combustion cellulaire - les espèces réactives d'oxygène. Notre métabolisme énergétique est basé sur la combustion de carbohydrates. Sans " sucre " dans le sang le cerveau s'arrête après quelques minutes et les autres tissus peu après. Mais rien n'est prévu pour empêcher le " sucre " (glucose et autres sucres réducteurs) de se fixer sur les protéines et acides nucléiques de l'organisme pour y provoquer des dégâts. C'est donc à la façon dont l'évolution nous a forgés que nous devons aussi le déclin de l'organisme. Cette théorie " évolutionniste " du vieillissement sera à son tour appelée à disparaître. Car l'approfondissement de nos connaissances (les " faits " biologiques) a rendu progressivement inutile les " théories " qui ont dominé l'apprentissage de la biologie au cours des siècles.

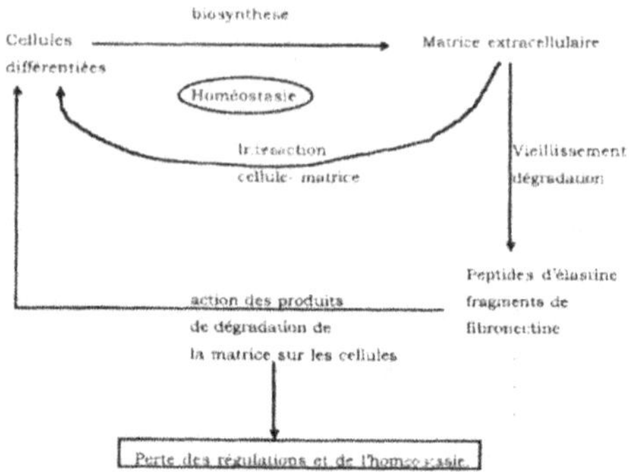

Figure 5 :
Régulation de l'homéostasie tissulaire et sa perturbation au cours du vieillissement. Les cellules différentiées secrètent les constituants de leur matrice extracellulaire spécifique (collagènes, élastine, et autres). Ces constituants forment avec les cellules les " tissus ". Une interaction s'établit entre les cellules et les constituants de la matrice, médiée par des récepteurs membranaires (Intégrines, et autres) capables de " recevoir " des messages de la matrice et de transmettre des " messages " de la cellule vers la matrice. Cette communication entre cellules et matrice extracellulaire est la condition essentielle de l'équilibre biologique des tissus et organismes (homéostasie). Au cours du vieillissement, les produits de dégradation des constituants de la matrice s'accumulent et interagissent aussi avec des récepteurs, perturbant ainsi les régulations homéostasiques, d'après L. ROBERT, Mechanisms of aging of the extracellular matrix. Role of the elastin-laminin receptor, Novartis Price Lecture, *Gerontology*, 1998, 44: 307-317.

ASSURER LA SANTE

Jean-Jacques Barat
ancien Médecin-conseil national, Groupama.

Le médecin, au cours du processus de souscription de contrat, joue un rôle essentiel, dont nombre de démarches reposent sur des techniques assez précises tenant compte essentiellement de la notion statistique de *risque*. Comme en médecine de soins, l'arsenal de certaines techniques, telles l'analyse des symptômes et la recherche des anomalies conduisant la démarche diagnostique, est utilisé par les praticiens de l'assurance.

L'ensemble des différentes techniques médicales appliquées au domaine assurantiel dans ses différents cadres juridiques d'application, constitue une branche de l'activité médicale. Cette médecine d'assurance a pour champ d'application celui des différentes assurances concernant les personnes, et plus particulièrement :

- La branche Vie pour le décès et l'Invalidité Totale Définitive
- La branche assurance santé : complémentaire (frais de soins), incapacité et invalidité
- La responsabilité civile du droit commun, (notamment dans le cadre de l'assurance automobile).

L'impact économique de ce champ d'application de la médecine, quoique inférieur à celui des régimes sociaux, est considérable. [1]

Régimes sociaux et assureurs partagent une même vocation : la protection des personnes contre certaines situations socio-économiques dommageables consécutives à la survenue d'événements qui se trouvent

---

[1] Actuellement ces différentes assurances concernant les personnes représentent près des ¾ du chiffre d'affaires global annuel des assurances en France, pour un chiffre supérieur à 500 milliards de francs. Le budget annuel des expertises médicales initiées par les assureurs en France est largement supérieur à 2 milliards de francs.

ainsi garantis : maladie, accident, décès, invalidité, incapacité, frais de soins, etc....

Régimes sociaux et assureurs privés présentent une distinction essentielle : les premiers exercent une mission de service public qui se trouve presque détachée de l'obligation d'équilibre financier. Les seconds exercent une mission commerciale pour laquelle l'obligation d'équilibre financier est impérieuse (et stipulée dans le code des assurances).

- Les régimes sociaux, dans une situation d'assurance monopolistique, et pour des cotisations uniformes, assurent des prestations de base uniformes à l'ensemble de leurs assujettis, quel que soit leur état de santé.

- Les entreprises d'assurance, dans une situation concurrentielle et pour des souscripteurs volontaires qui choisissent la nature et le montant des prestations, assurent un éventail de risques, dans des limites techniques d'assurabilité, certes fondées sur l'obligation d'équilibre financier, mais aussi dépendant essentiellement de l'état de santé des souscripteurs.

LES RISQUES

Une particularité de l'assurance de personnes est la coexistence de deux types de risques interactifs : le risque garanti par l'assureur et le risque santé propre à l'assuré.

Le risque assurance concernant les personnes est l'événement de santé garanti ; événement incertain, considéré comme aléatoire par principe et tel qu'il entraîne une situation socio-économique dommageable susceptible de réparation sous forme d'indemnisation ou de prestation.

Les circonstances qui le mettent en jeu sont multiples : décès, accident, maladie, invalidité, incapacité temporaire, hospitalisation.

Le risque santé pour un individu donné est représenté par l'ensemble de ses états de santé dans le passé, au présent et pour l'avenir. Le risque santé influe directement sur la probabilité de survenue d'un événement de santé ; autrement dit le risque d'assurance. Ce risque santé est au sens propre une notion médicale. L'obésité, l'hypertension artérielle, le diabète, etc.... sont des facteurs de risque qui sont décelables par le praticien. Le risque santé est un risque techniquement aggravant parmi d'autres pris en compte par l'assureur, tels le risque professionnel, le risque sportif, le risque de compétition.

L'intervention de la compétence médicale a toujours pour objet l'état de santé ou son *extrapolation : le risque santé.*

NATURE DE L'INTERVENTION MEDICALE

Pour mener à bien sa mission de protection des personnes contre les conséquences des événements de santé garantis, l'assureur fait appel à la compétence de ses propres techniciens, mais également à la compétence médicale pour répondre à deux besoins essentiels ; la référence et le conseil technique.

La " référence médicale " fonde l'évaluation du risque santé lui-même, et celle des conséquences médico-contractuelles ou médico-légales des événements de santé, (c'est-à-dire les situations socio-économiques dommageables) sur la réalité médicale. L'examen médical de souscription contribue à l'appréciation du risque santé dans le cadre contractuel. L'expertise médicale contribue à l'estimation des conséquences des événements de santé dans le cadre légal, contractuel, et droit commun.

Cette référence médicale s'applique en première intention dans le cadre d'une instance amiable, (expertise privée, contradictoire ou arbitrale), en deuxième ou parfois première intention dans le cadre d'une instance judiciaire (juridiction pénale, civile ou administrative).

Le " conseil technique médical " est intégré dans l'entreprise d'assurance et s'efforce d'estimer et de maîtriser le risque santé:

- pour développer l'assurance de personnes (les deux risques, assurance et santé),
- pour maîtriser, en partenariat avec les responsables des dossiers, l'estimation et les conditions du règlement des sinistres concernant les personnes ; la cible est ici le risque d'assurance.

Ces missions sont confiées au médecin conseil d'assurance.

LES COMPETENCES MEDICALES IMPLIQUEES DANS L'ASSURANCE

Le médecin conseil ou médecin de siège, « technicien » intégré dans l'entreprise d'assurance, est chargé de maîtriser le risque santé par la gestion médicale des dossiers concernés. Cette gestion implique à la fois l'opération de sélection mais aussi la tarification et la proposition de surprime du risque santé aggravé, ainsi que la gestion médicale des sinistres.

Le médecin examinateur est un praticien indépendant, ponctuellement missionné (et honoré par l'assureur) pour pratiquer un examen médical informel, consigné sur un rapport contribuant à l'appréciation du risque santé de la personne à assurer au moment de la souscription. Ce rapport d'examen, pièce constitutive parmi d'autres, est destiné à l'appréciation du risque santé, appréciation qui relève de la compétence du médecin - conseil, tenu par le secret professionnel.

Le médecin expert est un « technicien » indépendant, compétent dans un domaine médical et médico-légal, ponctuellement missionné par l'assureur (ou le juge) pour pratiquer une expertise médicale servant de référence pour l'estimation des conséquences d'un événement de santé garanti par un contrat d'assurance (ou relevant d'une responsabilité ou d'une faute). L'indépendance du médecin – expert garantit sa neutralité vis à vis des parties concernées.

Les responsabilités, liées aux missions et compétences de ces différents types de praticien, comportent des « modes opératoires » différents.

LA GESTION MEDICALE

Fonction d'assurance à part entière, la gestion médicale relève de la compétence exclusive du médecin d'assurance (médecin de siège), garant de sa confidentialité. [2]

[2] Il partage néanmoins cette confidentialité avec la personne chargée du dossier dans la compagnie d'assurances.

Elle s'inscrit dans le cadre de la maîtrise technique des risques et des coûts.

Elle s'intègre transversalement dans les fonctions de production des contrats et de gestion des sinistres. Elle peut s'adresser à la compétence de médecins indépendants, extérieurs à l'entreprise pour apporter, quand c'est utile, la référence médicale : l'examen médical avant souscription, qui contribue à l'appréciation du risque santé.

La gestion médicale a pour mission d'apporter le conseil technique médical à l'assureur, en deux circonstances : lors de la souscription des contrats d'assurance facultative des personnes et au moment de la « réalisation » des différents risques garantis concernant les personnes : c'est alors le sinistre, couvrant l'accident, la maladie, le dommage corporel et le risque médical.

Cette gestion médicale poursuit un triple objectif qui la justifie :

1) La maîtrise ou prise en compte du risque santé - et la souscription des contrats d'assurance des personnes - par les branches Assurance – Vie ou Incendie Accidents Risques Divers (I.A.R.D.).

L'apport médical à la société d'assurances est crucial du fait même que l'équilibre financier de celle-ci repose sur son engagement qui implique non seulement une connaissance, mais aussi une appréciation la plus précise possible, - c'est-à-dire l'évaluation - du risque santé du souscripteur.

Or, le caractère par principe " aléatoire " des risques garantis en assurance des personnes (décès – invalidité – incapacité – indemnités journalières – assurance complémentaire pour frais de soins) est « perverti » par divers facteurs : le risque santé lui-même propre au souscripteur (le risque décès bien évidemment), mais aussi les facteurs économiques (menace de chômage, difficultés professionnelles), le souci de rentabilité chez un cotisant, et bien sûr la possible fraude à l'assurance (ce qui représente près de 20 % des prestations versées).

2) Le développement de l'assurance contractuelle de personnes, qui fait œuvre préventive. En alertant les souscripteurs des anomalies découvertes, elle permet l'accès à l'assurance au plus grand nombre, même ceux qui présentent des risques santé majeurs tant qu'ils restent en deçà de

la limite technique d'assurabilité, ce qui schématiquement correspond aux limites des thérapeutiques d'aujourd'hui. [3]

3) La maîtrise des coûts des sinistres dans tous les domaines d'assurances concernant les personnes, qui contribue à l'appréciation des conditions du règlement et à son évaluation pour les prestations dues aux assurés et les indemnisations dues aux victimes, en référence aux définitions et conditions (médico-contractuelles ou légales) d'application des garanties souscrites.

Les limites et contraintes de la gestion médicale résultent de la conjugaison de plusieurs facteurs, dont les plus importants sont : la rédaction des définitions (et des conditions d'application des garanties souscrites lors du contrat), les limites de l'art médical, et bien sûr, les limites de la transmission des informations médicales. En effet le secret médical constitue un obstacle majeur pour l'appréciation du risque santé et l'instruction des dossiers de sinistre. Le partage du secret médical,[4] en dehors des dérogations légales, est exclusivement limité aux praticiens qui participent à la prise en charge du même patient. Ainsi les seules informations médicales légitimement accessibles au médecin d'assurance, au médecin expert et au médecin examinateur sont celles délivrées par le patient lui-même. Sans pour autant polémiquer sur les oppositions jurisprudentielles et légales du Code de déontologie, le secret médical apparaît rendre l'exercice de la gestion médicale en matière d'assurance, en contravention permanente avec le code de déontologie.

LES TECHNIQUES DE MEDECINE D'ASSURANCE

Elles ont toutes, en commun, l'ambition d'apporter un conseil médical objectif ou une référence médicale objective au décideur qu'est l'assureur, par l'intermédiaire de son responsable de production des contrats et de son régleur des sinistres (mais aussi parfois le juge dans les

---

[3] Ainsi moyennant une surprime modérée et adaptée sont acceptés, des patients atteints de cancer, de diabète insulino-dépendant, d'infarctus du myocarde, d'organes greffés, etc...

[4] Il reste absolu en France. Le fait que le patient en soit propriétaire est même contesté. Le médecin en est le dépositaire.

juridictions pénale, civile ou administrative). Elles interviennent, soit au moment de l'acceptation des risques - lors de la souscription, - soit au moment de la réalisation du contrat, c'est-à-dire lors du sinistre.

Dans ce domaine, il s'agit d'apprécier le risque santé du souscripteur pour déterminer ses conditions d'assurabilité.

Il existe en fait trois niveaux d'appréciation du « risque santé » propre au souscripteur, selon trois techniques complémentaires : présélection, sélection médicale et tarification de surprime en cas de risque santé aggravé.

La présélection

C'est une technique qui est en réalité non médicale, car confiée à des techniciens de l'assurance, mais qui se situe dans le cadre du service médical de l'entreprise, sous la responsabilité fonctionnelle du médecin d'assurance qui en garantit la confidentialité.

Son objectif est double : a) valider les renseignements fournis, en réponse au questionnaire médical ; b) permettre aux propositions d'assurance qui, à l'évidence, ne présentent pas un risque santé aggravé, de poursuivre directement et immédiatement leur processus jusqu'à la réalisation du contrat.

La technique de présélection se déroule alors en trois temps :

1) La consultation du fichier des assurés de l'entreprise, à la recherche d'autres contrats précédemment souscrits pour vérifier le non-cumul de capitaux et autres prestations, en référence aux règles de réassurance.

2) La validation quantitative et qualitative du questionnaire médical.

Pour qu'il garde sa valeur contractuelle, ce document (qui doit être daté et signé) doit pour chaque question comporter une réponse complète. Sinon, il est retourné au technicien réalisateur du contrat.

3) Le tri technique de présélection

Les dossiers à gros capitaux forment un premier ensemble à soumettre au médecin de siège. Un deuxième exemple concerne ceux dont le questionnaire est vierge, ils poursuivent directement leur cours, sans passer par ce médecin.

Bien évidemment les dossiers à questionnaire non vierge sont examinés par le même médecin.

La sélection médicale

C'est une première appréciation " macroscopique " du risque santé du proposant, le *risque santé*, pour un individu donné, correspondant à l'ensemble de ses états de santé dans le passé, au présent et à venir. La sélection médicale consiste à détecter et évaluer le risque santé aggravé sur le plan médical pour l'analyser et le sanctionner sur le plan assurantiel. Cette technique de sélection médicale s'applique en quatre temps :

1) *La détection du risque santé aggravé*

Le risque santé médicalement aggravé est évoqué ou affirmé (et parfois nié) à la seule lecture des réponses au questionnaire médical.

Cette première phase de détection doit obéir à deux règles : faire préciser et compléter clairement par écrit, toute réponse incomplète ou ambiguë qui serait de nature à masquer un état antérieur ; considérer comme fiables toutes les réponses complètes et claires inscrites sur le questionnaire médical.

Au terme de ce premier temps de sélection, on peut distinguer 3 situations :

- Si le risque santé aggravé est infirmé, le dossier est remis dans le circuit avec avis favorable.
- Si le risque santé est affirmé, les données techniques d'ordre médical nécessaires et suffisantes pour le cerner étant réunies, le médecin passe directement au 3ème temps d'analyse.
- Si le risque santé aggravé est évoqué ou affirmé, les éléments techniques médicaux étant insuffisants pour le clarifier, le médecin passe au 2ème temps de sélection.

2) *L'évaluation médicale du risque santé* constitue la première démarche proprement médicale du processus d'instruction de la demande de contrat : c'est donc une véritable exploration médicale orientée à partir des réponses au questionnaire.

Deux règles guident cette étape : - Le moindre dérangement possible du souscripteur, quoiqu'il faille réunir les éléments médicaux nécessaires et

suffisants pour cerner clairement le risque santé aggravé, évoqué ou affirmé.
- Toute décision de sélection médicale doit être argumentable devant le souscripteur, son médecin traitant, l'assureur, voire le Tribunal.

Si au terme de ce deuxième temps, le risque santé aggravé peut être infirmé, le dossier est remis dans le circuit avec avis favorable. Dans l'hypothèse inverse, le risque santé aggravé est confirmé et médicalement évalué.

3) *L'analyse assurantielle de probabilité* implique une décision de tarification.

Le tarif d'une garantie est fondé sur la probabilité, pour l'assureur, de verser la prestation prévue pendant la durée du contrat.

Cette probabilité, en langage actuariel, dite probabilité de survenance du risque (PSR), (qui n'est jamais nulle) propre à chaque risque et donc à chaque garantie, conditionne le tarif d'assurance. Celle qui fonde le tarif de la garantie est mesurée indépendamment du risque santé, du moins, sans tenir compte de son aggravation. On l'appelle PMSR (probabilité **moyenne** de survenance du risque). C'est pour l'assureur un risque aléatoire puisque équilibré par le tarif.[5]

Légende : Corrélations entre l'aggravation du risque (en abscisse) la probabilité de survenance du risque (en ordonnée) selon le régime : A.T : arrêt travail, INV : invalidité. Les trois zones délimitées par les verticales dont respectivement celles de l'avis favorable (A.F) pour le simple tarif garanti, de la surprime (S) et du refus.

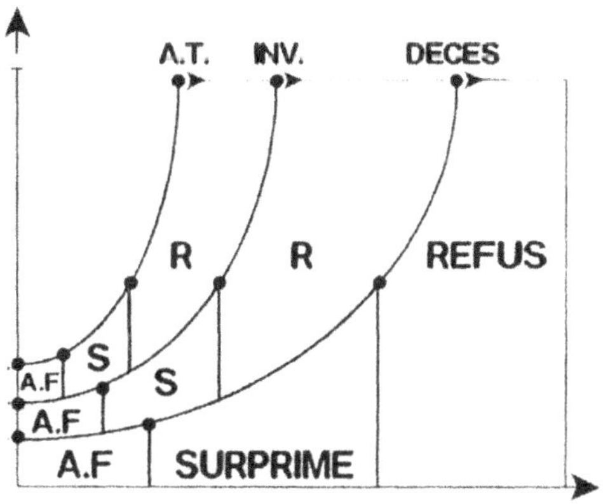

[5] Le risque santé, qui n 'est jamais nul, est considéré « aléatoire » tant qu'il n'est pas aggravé.

Il s'agit donc d'apprécier, statistiquement, l'incidence de l'aggravation du risque santé sur la PMSR. Sur un graphique où la probabilité de survenance du risque (PSR) est représentée en ordonnée, (le tarif varie parallèlement à elle) et où l'aggravation du risque santé est représentée en abscisse, on peut construire une courbe de variation des risques propre à chaque garantie, à savoir les risques décès, invalidité (INV) et incapacité temporaire totale (AT). Le risque santé " aléatoire " se situe à l'intersection des axes. La PMSR augmente de façon significative, de la courbe décès à la courbe AT, comme le risque santé aggravé (RSA). La PSR augmente régulièrement, harmonieusement, avec l'aggravation du risque ; le risque invalidité et surtout le risque AT se traduit par une augmentation de la PSR beaucoup plus rapide que l'aggravation du risque santé.[6]

Trois zones peuvent ainsi apparaître déterminantes :

- La zone proximale où statistiquement la PSR n'augmente pas de façon significative par rapport à la PMSR : le risque considéré comme aléatoire est accessible au tarif actuariel de la garantie.
- La zone distale pour laquelle la PSR se situe au-delà des limites d'assurabilité : le risque est alors considéré quasi certain.
- La zone médiane dans laquelle la PSR est augmentée de façon significative, tout en restant dans les limites d'assurabilité.

Ainsi, le troisième temps de sélection médicale consiste à situer, sur la ligne des abscisses, le risque santé évalué dans l'une de ces trois zones pour motiver et justifier la décision de sélection médicale.

4. *Les décisions techniques de sélection médicale*

- L'avis favorable, à un tarif « normal » est la sanction d'un risque santé considéré comme aléatoire : l'augmentation de la PSR par rapport à la PMSR de la garantie n'est pas considérée significative (soit moins de 12,5 % de surmortalité pour le risque décès). C'est la zone proximale de la courbe.
- L'avis de surprime s'applique à la zone médiane des courbes. Le risque est assurable moyennant une augmentation du tarif de la garantie.
- L'avis de refus sanctionne les risques santé qui entraînent une PSR considérée certaine ou quasi certaine, pendant la durée du contrat. Encore faut-il distinguer quelques nuances à ce sujet : en effet il peut s'agir d'une des quatre situations suivantes :

[6] L'arrêt de travail n'est pas strictement lié à l'état de santé réel : de nombreux facteurs, psychologiques notamment, entrent en jeu.

a) le refus d'accès à un contrat, à tarif privilégié, ne prévoit pas la possibilité de surprime ;

b) *le refus d'accès peut se limiter à une ou plusieurs garanties*, par exemple celle d'indemnités journalières. Néanmoins le souscripteur est assurable sous condition pour la garantie Invalidité et accepté au tarif actuariel pour la garantie décès ;

c) *l'ajournement* s'applique aux risques santé provisoirement inappréhendables. C'est le fait d'anomalies découvertes par l 'examen du médecin d'assurances, de pathologies évolutives en cours de traitement dont on ne peut pas prévoir l'issue etc.

d) *le refus total et définitif d'assurer est une situation bien claire :* Il concerne des pathologies au-dessus de toute possibilité thérapeutique ; pour la garantie décès, c'est un cas assez exceptionnel.

A ce stade, une modalité particulière concerne *l'exclusion médicale de séquelles :*

Elle obéit à la règle d'antériorité pour l'assurance facultative lorsqu'elle entraîne une probabilité de survenance de risque quasi certaine pendant la durée du contrat.

Elle offre une alternative heureuse au refus de la garantie puisqu'elle limite le refus à la seule pathologie connue, en conservant l'accès à la garantie au tarif actuariel.

En revanche, elle doit répondre à la règle de causalité pour établir clairement le lien de cause à effet entre la pathologie antérieure exclue lors de la souscription et la cause du sinistre.

L'exclusion de séquelles s'adresse donc aux pathologies clairement identifiables et peu évolutives.

LA GESTION MEDICALE DES SINISTRES

Mission de conseil confiée au médecin d'assurance au moment de la réalisation du risque (sinistre), la gestion du sinistre s'exerce en partenariat avec le responsable du dossier, le « régleur », avec qui s'établit un dialogue à chacune des étapes de sa gestion.

Ce *partenariat* s'applique dans tous les domaines d'assurance concernant les personnes, qu'il s'agisse de l'assurance contractuelle de personnes du dommage corporel en droit commun et de l'assurance légale lorsque l'assureur y participe.

L'assurance contractuelle de personnes, domaine où la gestion est la plus complexe et le partenariat le plus riche, peut servir de référence à la présentation de la gestion médicale des sinistres, qui comporte trois étapes successives.

La décision de prise en charge du sinistre.

Cette décision correspond précisément à l'accord donné par l'assureur pour ouvrir droit à prestation, droit subordonné à un ensemble de conditions administratives et médico-contractuelles ou plus rarement médico-légales. Dans le cadre contractuel, c'est une étape systématique qui concerne tous les dossiers. Mais la première condition, administrative, relève de la compétence du régleur. Il vérifie que le contrat n'a pas été résilié et que l'assuré est à jour de ses cotisations. Ce gestionnaire recherche d'éventuels autres contrats, d'éventuels sinistres précédents et revoit le dossier de sélection médicale. Un formulaire de certificat médical de sinistre rempli par le médecin traitant, sera adressé à la compagnie à l'attention du médecin d'assurance.

Au total la réponse de ce médecin sera subordonnée à deux conditions à la fois médicales et contractuelles : l'événement de santé survenu est garanti (une garantie souscrite est bien mise en œuvre) ; les dispositions contractuelles du contrat sont respectées. Mais au-delà de cette décision, l'étape suivante est proprement médicale.

L'évaluation des conséquences médico-juridiques du sinistre

Cette évaluation constitue le deuxième temps de gestion du sinistre lorsque l'ouverture des droits a été reconnue. Encore reste -t-il à déterminer le montant de la somme à régler au souscripteur, et ses modalités de versement.

Si dans le cadre contractuel, pour deux garanties, le décès et l'invalidité totale et définitive, la réalisation du risque prévoit directement le montant de l'indemnisation (capital ou rente annuelle) et éventuellement la durée du versement de cette rente, il n'en est pas toujours ainsi. Dans ce même cadre, pour ce qui concerne la rente d'invalidité permanente partielle subordonnée au taux d'incapacité partielle permanente, l'expertise médicale est nécessaire chaque fois que le médecin d'assurance ne possède pas les arguments nécessaires et suffisants pour conclure. Le choix du moment de l'expertise est alors important : l'expert, lui-même, ne peut pas conclure définitivement avant que la consolidation médico-légale de l'événement (accident ou maladie) ne soit acquise. En revanche, la durée du versement de la prestation est prévue dans le contrat.

Toujours dans ce cadre contractuel lorsqu'il s'agit des indemnités journalières en cas d'arrêt de travail, le montant de la prestation quotidienne, ainsi que la durée maximale du versement sont prévus (le plus souvent 3 ans). Il s'agit donc d'évaluer la durée d'arrêt de travail médicalement justifié. Pour ce faire, un examen médical sera confié, comme l'examen avant souscription, à un praticien indépendant, dans les mêmes conditions.

Dans le cadre légal de l'assurance obligatoire (telle celle des exploitants agricoles et de leurs familles), en cas d'accident, l'intervention de la compétence médicale est très rarement requise.[7]

Les maladies professionnelles constituent un cas particulier ; leur reconnaissance repose sur l'exposition habituelle au risque, d'où résulte une présomption d'imputabilité, et bien entendu la conformité avec la description médicalement acceptée de cette maladie et les travaux ayant pu la provoquer.

L'expertise médicale devra établir les critères de caractérisation de la maladie, souvent à l'aide d'examens spécialisés.

Toute autre est la problématique de la démarche médicale *dans le cadre de la responsabilité civile* : l'évaluation des conséquences médico-légales du sinistre s'établit directement sur la référence de l'expertise médicale.

Ici le gestionnaire « régleur » doit posséder dès l'origine le maximum d'informations pour prévoir le coût total indemnitaire et proposer à la victime une offre indemnitaire transactionnelle, Elle doit être " suffisante " et effectuée dans un délai imposé. C'est pourquoi un examen médical " précoce " ou " rapproché " est demandé systématiquement dès l'ouverture du dossier : le plus souvent pratiqué par un médecin expert, il n'est pas conclusif, mais descriptif et prévisionnel.

---

[7] En revanche, l'appréciation de l'inaptitude à la profession agricole est le résultat de la synthèse d'une enquête sociale et économique, doublée d'une expertise médicale. Ainsi l'inaptitude totale dans ce cas particulier n'est pas synonyme d'incapacité permanente totale.

Cet examen doit décrire les circonstances de l'accident, la nature précise des lésions observées, et outre le contexte social et familial, l'état général et les antécédents de la victime, la situation médicale actuelle. L'expert devra également préciser les différents actes thérapeutiques effectués, ceux à venir et leur durée probable, ainsi que la probabilité de la rééducation future, d'éventuelles prothèses (ou orthèses), enfin la probabilité de la présence permanente d'une tierce personne, la date prévisible de consolidation. Le bilan se conclura par l'estimation de la fourchette dans laquelle pourra se situer le taux d'incapacité permanente (T.I.P.).

Le suivi médical de l'évolution des sinistres

Cette troisième étape technique se situe, en pratique, entre les deux premiers temps décrits. Elle consiste à surveiller l'évolution du sinistre dans deux circonstances :

- Choisir la date d'évaluation des conséquences médico-légales des sinistres, c'est-à-dire déterminer approximativement la date de consolidation d'un accident, ou plus délicatement la date de stabilisation d'une affection afin de déclencher au bon moment l'expertise médicale conclusive.
- Vérifier la cohérence d'une prolongation d'arrêt de travail par rapport à l'événement en cause et la thérapeutique appliquée.

La collecte de pièces médicales (certificats, comptes rendus, prescriptions) permet de résoudre la majorité des problèmes posés par cette circonstance, le contrôle médical informel restant nécessaire dans les autres cas.

L'EXPERTISE MEDICALE

Dans de nombreuses circonstances, en matière d'assurance comme en matière judiciaire, il y a nécessité d'un recours à une expertise médicale :

Cet examen médical formalisé propose des conclusions médico-légales ou médico-contractuelles, consignées sur un rapport servant de référence pour l'estimation des conséquences d'un événement garanti ou relevant d'une responsabilité.

L'expertise fonde les conditions et l'estimation du règlement des sinistres sur la réalité médicale objective. Il s'agit ici d'un acte médical particulier :

- L'acte médical comporte l'évaluation de l'état de santé, l'interprétation des examens de spécialité et bien sûr l'établissement d'un diagnostic. C'est aussi une mesure d'instruction à l'usage du décideur, d'ordre privé (le régleur d'assureur) ou d'ordre judiciaire (le juge), le rapport d'expertise répondant aux questions d'une *mission* précisée.

L'indépendance de l'expert confère à ses conclusions la qualité de référence médicale lorsque la construction de son rapport s'appuie sur la science médicale, couramment appelée « état de l'art ». Les barèmes qui sont proposés par l 'expert « à titre indicatif » sont nés en même temps que les concepts de l'assurance de personnes. Si l'on prend exemple de l'assurance responsabilité civile de l'automobile devenue obligatoire, l'on constate la multiplication des circonstances d'évaluation du dommage corporel : un minimum de cohérence et d'harmonie entre les conclusions des experts s'est avéré rapidement nécessaire. Toutefois conclusions et barèmes ont été proposés sans référence médicale « objective », parfois sur la base de notions erronées, dans une optique essentiellement traumatologique et donc peu explicite dans le cas des maladies.[8]

Le principe du débat *contradictoire,* principe général du droit en procédure civile, répond à un souci de *transparence,* devenu progressivement la règle dans les rapports professionnels entre les personnes. Il s'applique aux rapports des parties entre elles et ceux des parties avec le juge et le médecin expert et réciproquement. Ce principe pose le problème de la connaissance simultanée par les parties de tout ce qui concerne l'instruction de l'affaire en cause. Ceci concerne à la fois l'information, l'argumentation, les observations et les échanges entre les parties, avant, pendant et après l'expertise médicale. Les limites de l'expertise médicale sont surtout liées à la production des pièces médicales nécessaires et suffisantes, mais aussi aux barèmes d'incapacité et même aux unités de mesure des préjudices.

---

[8] En 1993 les instances scientifiques de médecine légale ont proposé une version détaillée des barèmes introduits en 1980 (barème ROUSSEAU), en attendant une méthode d'évaluation rigoureuse qui deviendra probablement, un jour la condition *sine qua non* de la pérennité de la profession de médecin expert.

La technique d'expertise médicale s'applique en deux parties distinctes dans le temps, complémentaires sur le plan technique : les opérations d'expertise préalable et la rédaction du rapport d'expertise.

Les opérations d'expertise consistent à reconstituer la chronologie des faits, depuis les circonstances de l'événement en cause, ses suites immédiates, les traitements apportés, l'évolution, les arrêts de travail intervenus etc. La version de la victime ou de l'assuré est d'abord entendue, puis celle d'une éventuelle partie adverse.

Les pièces médicales sont recueillies, dont le certificat médical initial, pièce médico-juridique essentielle puisqu'elle établit, en principe, par sa description, le périmètre de la réparation d'assurance lorsqu'il est rédigé dans les 15 jours de l'événement : mais aussi il faut compter avec les comptes-rendus d'hospitalisation, d'intervention chirurgicale, d'examens spécialisés (de laboratoires, d'imagerie), les prescriptions, les certificats d'arrêt de travail et de prolongation ou encore de consolidation, ainsi que les courriers et certificats des praticiens en charge du patient sont joints au dossier.

Toutes ces pièces, interprétées, doivent permettre d'établir *la réalité de la chronologie des faits*. Lorsqu'une pièce probante est absente, l'expert doit la réclamer en séance au risque de retarder la rédaction du rapport. Les antécédents de santé de l'intéressé seront également précisés : infirmités, accidents et maladies, dont la liste est recueillie sur déclaration spontanée de la personne examinée et sur questionnement actif de l'expert. Les doléances sont également recueillies : elles rassemblent l'ensemble des handicaps, des contraintes et des souffrances depuis l'événement en cause et en relation certaine avec lui, en distinguant celles qui sont encore persistantes lors de l'étape d'expertise.

L'examen clinique est tout à fait crucial : il s'agit de fixer l'état de santé actuel ; l'accent est mis sur l'examen donc l'évaluation des fonctions impliquées dans le certificat médical initial et d'éventuelles autres fonctions mentionnées dans les doléances. L'expert demande au(x) médecin(s) présent(s) s'il(s) souhaite(nt) un examen particulier supplémentaire.

Enfin, l'expert donne la parole successivement à chacune des parties présentes afin de recueillir leurs observations, déclarations ou dires, et répondre aux questions dans les limites de sa mission.

- *Le rapport d'expertise*

C'est le résultat de la mesure d'instruction confiée, selon mission, au médecin expert. Il est destiné à l'usage du décideur, « régleur » ou juge.[9] La rédaction du rapport, formalisée, comporte deux parties distinctes :

a) *La première partie, descriptive,* collige de façon minutieuse, la plus exhaustive possible, le résultat des opérations effectuées en séance d'expertise.

Outre la cohérence vérifiée des déclarations recueillies, outre les constatations de l'examen clinique, les preuves factuelles sont constituées par les documents (médicaux et administratifs). Ils forment l'ossature de chaque chapitre du rapport en datant, éclairant et objectivant les étapes de l'évaluation du dommage. Ils contribuent, pour l'essentiel, **à la valeur probante de l'expertise**. Une documentation complémentaire (scientifique, médicale ou médico-juridique) est parfois nécessaire au bon éclairage du décideur. Dans le cas d'un accident, la rédaction de l'examen doit dégager les handicaps résiduels consécutifs. L'expert, pour convaincre le décideur, doit lui fournir tous les éléments d'information dans un langage compréhensible. L'art de l'expert, à travers son rapport, est de faire progresser l'information et l'analyse du lecteur parallèlement à sa propre progression en n'omettant aucun des éléments de compréhension pour la validation de ses conclusions par le décideur.

b) *La deuxième partie* est *médico-légale* ou médico-contractuelle, selon le domaine d'application. La discussion médico-juridique se nourrit des éléments collectés dans la première partie du rapport en référence à la mission et à son cadre d 'application.

L'imputabilité médicale est le temps capital de la discussion puisqu'il détermine le périmètre du dommage corporel quand le décideur, régleur ou juge, peut en établir la causalité juridique. Ainsi cette imputabilité médicale est la reconnaissance, par le médecin expert, de la qualité du lien de cause à effet entre un événement de santé d'origine et un état pathologique constaté. Ce lien de cause à effet doit être qualifié certain ou incertain, direct ou indirect, total ou partiel.

La causalité juridique est la reconnaissance par le juriste (régleur ou juge), de la qualité causale de l'événement garanti au sens de la

[9] S'il est conforme à la loi, il est, dans son principe, en contravention avec le respect du secret médical, sauf dérogations légales, puisqu'il transmet des informations médicales nominatives à un destinataire non-médecin.

responsabilité du droit appliqué, dont l'atteinte évaluée à l'état de santé doit être qualifiée " conséquence ".

Pour mener à bien l'analyse de la causalité juridique, le juriste « décideur » examine les arguments de l'imputabilité médicale au crible du droit applicable. Ainsi, la globalité du rapport d'expertise médicale doit être portée à la connaissance du juriste décideur, qui ne peut se satisfaire des seules conclusions. Toutefois la véritable *référence scientifique* de la discussion est *le processus physiopathologique* et non la lésion supposée ou affirmée. En pratique, la discussion d'imputabilité médicale implique l'état antérieur au moins autant que le caractère traumatique ou morbide de la cause.

Enfin l'expert est presque toujours interrogé sur *la date de consolidation* (pour un accident) ou de *stabilisation* pour une maladie : celle-ci correspond à celle de la constatation d'un état qui est l'aboutissement de l'évolution (spontanée ou thérapeutique) de l'événement lorsque après l'arrêt du processus physiopathologique, persistent des séquelles réputées stables et définitives. Les critères médicaux objectifs de cette consolidation (ou stabilisation) sont liés à une thérapeutique ayant fini de produire son effet, ainsi que l'arrêt du processus physiopathologique, dont témoignent l'état clinique et sa traduction en termes d'images et/ou de résultats d'analyses biologiques. Bien évidemment ce fait, lié à la constatation d'une évolution, nécessite la répétition des examens. Enfin, il est toujours nécessaire d'évaluer les *conséquences,* en termes de séquelles, de l'événement survenu, c'est-à-dire le degré de *handicap* concret préjudiciable dans la vie personnelle ou les activités professionnelles.

Les conclusions d'expertise découlent de la discussion médico-juridique, en référence aux questions posées et explicitées dans la mission de l'assureur. Elles évaluent les postes de préjudice imputables en droit commun ou valeur ainsi que la durée des garanties mises en œuvre en droit contractuel ou droit légal. Elles précisent le barème de référence lorsque la mission le demande. Toutefois, les conclusions d'expertise ne s'imposent ni au régleur ni au juge de la compagnie.

La valeur de la référence de l'expertise médicale est basée sur plusieurs « qualités » :

avant tout la précision dans la description du handicap, l'étude minutieuse de l'état antérieur, la clarté de la discussion dont dépend la preuve de l'imputabilité, mais aussi l'analyse des états intriqués, enfin la qualité des réponses aux questions posées par l'assureur.

CONCLUSION

Le rôle de coordonnateur dévolu au Médecin Conseil d'assurance situé en interface entre l'expert et le gestionnaire « régleur », apparaît de première importance pour le souscripteur du contrat. Ce rôle dépasse très largement les attributs trop souvent consentis à cette fonction : le médecin-conseil recherche et collecte les arguments médicaux et juridiques nécessaires à la bonne analyse du dossier. Il interprète, traduit et parfois critique les références apportées par l'expert dont il fait la synthèse pour éclairer la décision finale de l'assureur, qui recherche la rationalité. Cet ensemble de *responsabilités* fait de cette position professionnelle, soumise à des règles assez strictes et des techniques élaborées, une spécialité vivante, solidement charpentée sur la mise à jour de bonnes connaissances, à la fois juridiques et scientifiques, pour laquelle seules quelques nuances sont admissibles, qui sont de la responsabilité propre de ce médecin.

Deuxième Partie

LE MALADE A-T-IL BESOIN DES TECHNIQUES ?

LEVE TOI, ET MARCHE

Pierre Rabischong
ancien Doyen de la faculté de médecine de Montpellier,
Responsable du projet « Lève toi et marche ».

Cette injonction prophétique s'adressant à des patients miraculés, a eu dans le passé une grande répercussion médiatique, tant la perte des capacités de mobilisation des membres inférieurs affecte très profondément l'identité biologique des humains. La posture verticale et la marche sont en effet, des spécifications techniques de l'espèce humaine, bien que celle-ci n'en ait pas le privilège exclusif. Les oiseaux sont aussi en station bipède et voir un pingouin marcher sur la banquise en balançant ses ailes faites plus pour nager que pour voler, évoque assez justement la démarche de l'humain, sans pour autant que cette fonction l'amène à devenir par la suite un homme.

Toutefois, la marche n'est pas une fonction vitale, au même titre que la respiration ou la circulation sanguine, et l'image du fauteuil roulant constitue pour la plupart des personnes paralysées, le mode de substitution locomotrice pouvant redonner une certaine autonomie. Néanmoins, on peut comprendre aisément que tout faire pour restaurer la locomotion et améliorer la qualité de vie des personnes paralysées, puisse être un objectif mobilisateur et motivant. Les recherches que nous avons menées dès 1971 dans l'unité 103 de l'INSERM et que nous avons appliquées au Centre PROPARA par la suite, nous ont permis d'obtenir des résultats encourageants, bien que la restauration complète des fonctions locomotrices demeure impossible. Ces travaux permettent de comprendre les problèmes techniques de " l'horamobile ", dans le contexte clinique des lésions de la moelle épinière génératrices de paralysies.

APPROCHE ROBIONIQUE DE LA MOBILITE

Nous avons, en 1992, créé le terme de la ***robionique*** pour associer robotique et électronique ; on parlerait maintenant de ***médiatronique.*** L'idée était de pouvoir utiliser un double transfert de connaissances du vivant à l'artificiel.

Certains animaux et en particulier certains insectes, peuvent fournir des idées intéressantes pour la réalisation de capteurs, comme cela a été le cas pour l'œil de la mouche combinant plusieurs milliers de micro unités visuelles ou encore pour la conception d'engins à pattes. De l'artificiel au vivant, le transfert peut permettre, en faisant une assimilation des problèmes techniques, de comprendre mieux le mode de construction et de fonctionnement des systèmes biologiques. L'homme n'a pas construit l'homme et de ce fait, nous avons la solution mais non le problème. Cependant, l'homme est capable de concevoir et de construire des systèmes polyarticulés, du type manipulateur, s'intégrant dans les tâches réalisables dans le cadre de la robotique. Il n'y a pas de raison pour que les problèmes techniques à résoudre pour déplacer dans l'espace tridimensionnel une pince de manipulateur industriel à cinq ou six degrés de liberté justement coordonnés, ne soient pas les mêmes que pour manipuler avec la main un objet dans l'espace ou poser le pied devant l'autre et recommencer avec toutes les variations possibles que nous connaissons. Pour écrire les équations permettant de concevoir les algorithmes de commande des robots industriels, deux informations sont nécessaires : l'état des moteurs et l'angle des différents segments.

Le système nerveux de la mobilité a également besoin de ces deux informations pour coordonner les mouvements des membres supérieurs pour les tâches de préhension et des membres inférieurs pour la locomotion. Sans entrer dans les détails, on peut retenir quelques points essentiels.

L'homme est une machine équipée de 600 moteurs, dont la technologie viscoélastique permet des déplacements silencieux mais impose, par l'irréversibilité et la non-linéarité, un minimum de deux actionneurs par degré de liberté : l'agoniste qui lance le mouvement et l'antagoniste qui le freine en régulant la vitesse. La co-contraction des deux bloque les leviers en position. Deux capteurs : un tensiomètre, le fuseau neuromusculaire sensible à la raideur mécanique du muscle, un capteur de force, l'organe de Golgi renseignent le cerveau et surtout le cervelet, sur les trois états possibles des actionneurs : relâché, contracté, étiré. Une rétroaction, dite réflexe myotatique, tend à ramener le muscle étiré à sa position zéro par une contraction musculaire induite, ce qu'on peut appeler le servomécanisme d'insulation de tension fusoriale. Celui-ci est normalement contrôlé par les centres supérieurs de la mobilité, ce qui se traduit en cas d'interruption, dans une lésion de la moelle, par la spasmodicité. Les articulations mobilisées deviennent visqueuses par déclenchement automatique de la contraction de l'antagoniste.

La perception des angles nécessaire pour la coordination consciente des mouvements, ne peut pas être donnée par les muscles que nous avons tendance à assimiler à des vecteurs, car le cerveau ne possède pas une bibliothèque précise des insertions de tous les muscles et de leur position par rapport aux axes articulaires, ce qui permettrait un calcul géométrique, si toutefois la longueur pouvait être connue précisément, ce qui ne peut être le cas compte tenu de leur nature viscoélastique. Les ligaments, pourtant riches en mécanorécepteurs, sont plutôt des indicateurs de fin de course. Le génie du constructeur a été d'utiliser la peau comme capteur de positionnement articulaire, grâce à la présence des récepteurs décrits par Ruffini et qui sont sensibles à l'étirement. De cette façon, tout mouvement de quelque segment squelettique engendre des sollicitations inversées du capteur cutané, qui permet réellement une goniométrie cutanée. La technologie du potentiomètre, opérant les mêmes mesures dans les robots, ne figure pas dans le catalogue des composants biologiques. On comprend alors qu'un segment insensible n'est pilotable qu'avec l'aide de la vision et qu'un paraplégique, qui a perdu la sensibilité des membres inférieurs, a la moitié de son corps en réalité virtuelle. La liaison peau /muscle est également perceptible dans les contractures survenant par exemple lors d'un transfert du lit au fauteuil roulant. Devant cette intelligente complexité, se pose alors le problème de contrôle de la mobilité, qui peut se faire aisément même en l'absence de toute connaissance du hardware biologique. Ceux qui connaissent l'anatomie, la physiologie et la biologie ne fonctionnent pas mieux que ceux qui ne les connaissent pas. De ce fait, doivent exister deux niveaux de contrôle : ***la décision*** exprimée en termes simples et toujours fonctionnels, c'est à dire sous forme de mouvements et non de muscles, ***et l'exécution***, qui oblige à un traitement de toutes les données émanant des multiples capteurs de la peau, des muscles, des tendons et des ligaments. L'inconscient occupe environ vingt pour cent de la circuiterie de la mobilité, l'autre système occupant quatre vingts pour cent. Il convient d'ajouter à cela que nous ne sentons nos muscles que lorsqu'ils sont douloureux, et que nous existons consciemment dans l'espace tridimensionnel essentiellement par la peau et les yeux. La marche se distingue de la préhension par son caractère semi-automatique.

Il existe deux fonctions dans la marche : la propulsion et la stabilisation, qui sont assurées par trois ensembles fonctionnels principaux : la hanche, le genou et le pied. La hanche est le moteur principal, en assurant de façon alternée, un mouvement de ciseau des membres inférieurs, permettant de mettre un pied devant l'autre. Le genou assure le réglage de longueur du membre inférieur, permettant tant la station assise que le déroulement harmonieux de la phase pendulaire de la marche. Le genou fournit une grande partie de l'élégance de la marche. Le pied est à la fois un stabilisateur actif, grâce au cardan suropodal permettant l'équilibration du corps durant la posture, selon deux axes antéro-postérieur et latéral et un propulseur additionnel, grâce au puissant muscle qu'est le triceps sural actionnant le levier pédieux avec appui sur le triangle antérieur du pied. Il y a, dans le membre inférieur, cinquante actionneurs musculaires et plus de trente degrés de liberté, expliquant les variations multiples de la locomotion sur un thème automatisé, qui est la séquence de marche.

La stabilisation de la marche s'effectue selon un mode dynamique, grâce à trois entrées principales. La vision anticipe sur les trajectoires et le poser des pieds, en assurant les corrections nécessaires en fonction du profil du sol. La peau est le goniomètre qui valide les excursions articulaires et les appuis plantaires. Le vestibule est l'accéléromètre tridimensionnel qui permet le suivi d'une trajectoire en l'absence de vision. Ces trois niveaux redondants permettent à la fois le maintien de la posture verticale bipodale ou monopodale et la marche dans toute forme de terrain.

Le contrôle de la marche s'opère selon deux niveaux. Le haut niveau de contrôle est principalement cérébral et représente la navigation : démarrage et arrêt, contrôle de direction et de vitesse par modification de la cadence et de la longueur du pas. Le bas niveau est essentiellement médullaire. Grâce à la machinerie interneuronale complexe, capable d'intégrer des niveaux fonctionnels organisés, la séquence d'activation des racines médullaires L1 S3 peut se reproduire selon un mode semi-automatique. Le problème, cependant, se pose de l'existence chez l'homme d'un générateur médullaire de patterns de la marche, comme cela a été démontré chez l'animal de laboratoire. En effet, le faisceau corticospinal est connecté directement avec les motoneurones de la corne antérieure de la moelle seulement chez l'homme et les primates. Chez les ongulés et les insectivores, ce faisceau ne descend pas en dessous du niveau cervical et chez les carnivores et les rats, il se termine exclusivement sur la lamina V de la corne postérieure. Chez les quadrupèdes, de ce fait, l'activation des pattes antérieures entraîne automatiquement celle des pattes postérieures. Il est donc illusoire d'imaginer faire marcher un paraplégique en stimulant un générateur central qui n'excite pas fonctionnellement, même si on peut induire des réflexes croisés en flexion / extension, simulant la séquence alternative de marche, comme c'est le cas chez le nouveau-né aussitôt après la naissance. On doit donc se rappeler que, chez l'homme, le contrôle supraspinal est dominant et s'effectue à tous les niveaux métamériques, sans doute aussi au niveau des unités interneuronales fonctionnelles, ce qui explique la très grande variabilité de la marche et l'adaptation quasi naturelle de la séquence en cas de perturbations articulaires ou musculaires.

Marcher paraît, de ce fait, assez simple, sur le plan de la commande, mais est en réalité très complexe dans son exécution durant laquelle il est possible de passer d'un mode automatique d'activation de la séquence médullaire à un mode volontaire “ manuel ” diraient les automaticiens, dans lequel chaque partie peut être modifiée, tout en amenant la stabilité du système. La danse, sous toutes ses formes, en est la parfaite illustration.

LE CONTEXTE CLINIQUE DES PARALYSIES MEDULLAIRES

L'atteinte de la moelle, qu'elle soit traumatique, vasculaire ou tumorale, se traduit par trois ordres de symptômes. En premier, la paralysie est l'absence de possibilité de commande volontaire des muscles par interception de la commande centrale. En second, la perte plus ou moins complète de la sensibilité cutanée, ne permet pas de localiser les membres dans l'espace et, par la modification de la régulation vasculaire, fragilise la peau au contact ou à la friction, ce qui peut entraîner des escarres, une des complications principales, longue et coûteuse. En troisième lieu, les perturbations des sphincters contrôlant le stockage et l'élimination des émonctoires, urine et fèces, rendent la vie sociale, extrêmement difficile, avec en plus, les risques d'infection.

Le tableau clinique est fonction du niveau de la lésion. A l'étage cervical, elle touche plus ou moins les quatre membres (tétraplégie), et à l'étage dorsal, elle atteint les membres inférieurs (paraplégie). L'atteinte peut être incomplète, et dans ce cas, les symptômes sont variables. Les lésions de la région lombaire ne touchent plus la moelle, qui s'arrête à ce niveau.

Sur le plan biologique, le point important est que les neurones ne se reproduisent pas. Nous avons à la naissance un nombre défini de neurones, qui est bien conservé jusqu'à un âge avancé de la vie, grâce à la protection efficace exercée par les cellules gliales, qui font tout le service : échanges métaboliques, épuration, immunoprotection.

Une section d'une fibre nerveuse, axone ou dendrite, est suivie d'une régénération du bout central, qui peut en retrouvant un tube myélinique deshabité, croître à raison d'un millimètre par jour. Ceci permet dans les nerfs périphériques, les sutures chirurgicales, avec un bon pourcentage de récupération. En revanche, dans le système nerveux central, la régénération est bloquée, au bout de deux ou trois semaines par une phase engendrée par les oligodendrocytes. Ceci peut correspondre à un mécanisme d'autoprotection, empêchant les reconnexions chaotiques après une lésion médullaire.

Si le corps cellulaire du neurone est détruit, la lésion est irréversible et se traduit, pour les neurones moteurs, par une disparition concomitante des fibres musculaires correspondantes. L'unité motrice, faite d'un neurone et de son groupe de fibres musculaires, est en effet une réelle unité fonctionnelle. Ceci explique les atrophies musculaires, rencontrées chez les poliomyélitiques et chez les paraplégiques dans les muscles correspondant au niveau lésionnel. Le concept de non-reproductibilité des neurones a été, en apparence, modifié par la découverte de cellules fonctions, polyvalentes, susceptibles d'être transformées en neurones. Toutefois, cette possibilité paraît difficilement imaginable pour restaurer une moelle sectionnée. De plus, la suppression de la fibrose due aux oligodendrocytes, a permis à certains chercheurs de faire pousser des neurones au travers d'une lésion expérimentale, mais le problème de leur guidage vers la bonne cible reste sans solution applicable.

Il y a en France, 30 000 paraplégiques et 6 500 tétraplégiques avec, environ, mille nouveaux cas par an. La moyenne d'âge est de trente et un ans. 65% sont dus à des accidents de trafic et 15% à des accidents de sports. Ceci représente pour l'Europe, une population d'environ 300 000 personnes paralysées.

LA RESTAURATION ARTIFICIELLE DE LA MARCHE

Face à ce contexte bioclinique particulier, nous nous sommes dirigés vers deux voies de recherches : les orthèses actives et l'électrostimulation fonctionnelle.

Les orthèses actives de marche

A la suite des travaux de TCHOVIC et VUCOBRATOVIC à Belgrade, nous avons entrepris de développer des orthèses actives, dans le but de simuler la marche chez un paralysé et d'étudier les problèmes techniques du contrôle. Il est, en effet, difficile d'imaginer que des patients puissent utiliser ces orthèses actives dans la vie courante, en raison des problèmes liés au bruit et à l'énergie difficilement portable. Néanmoins, nous avons successivement réalisé trois versions.

La première, effectuée en 1974, a été faite avec l'aide de l'Ecole Supérieure d'Aéronautique de Toulouse. Elle utilisait l'orthèse pneumatique modulaire développée à l'Unité 103 et quatre moteurs électriques, pour l'activation des hanches et des genoux (figure 1).

La seconde, plus élaborée, a été réalisée en 1978 grâce à la coopération de la Division des automatismes de la régie Renault, dirigée par Pierre PARDO. Il s'agit d'une version dite “ maître-esclave ”, dans laquelle une orthèse équipée de potentiomètres aux hanches et genoux commande les déplacements homologues de l'orthèse active, équipée de moteurs hydrauliques, dans laquelle se trouve la personne paralysée (figure 2). Le couple développé était de 150 Newton-mètre (Nm) et le poids de 200 Newton. Les praticiens qui ont effectué les essais, ont pu mettre en évidence quelques éléments pertinents. D'une part, la personne paraplégique, qui a perdu la sensibilité cutanée des membres inférieurs, ne peut percevoir les déplacements angulaires et de ce fait, a l'obligation de regarder ses membres inférieurs. Par la suite, si la séquence est exécutée dans des conditions fiables, le patient peut regarder en avant. D'autre part, le contrôle de la stabilisation, effectuée avec des cannes, impose une bonne verticalisation du corps, évitant un appui trop important des mains sur les cannes ou le déambulateur, ce qui peut générer des phénomènes douloureux non négligeables. Enfin, les changements de direction, dans la locomotion bipède, s'effectuent soit par rotation sur le membre portant durant la phase d'appui, ce qui justifie l'existence du col fémoral chez l'homme, ou par un différentiel de longueur de pas droite-gauche. Reproduire ce processus dans un système artificiel s'avère des plus difficiles et nous avons opté pour une rotation du tronc sur le pied portant. La montée d'escaliers a également été abordée avec cette orthèse " maître-esclave ", en mettant en évidence les procédures d'aide avec les membres supérieurs et les couples nécessaires dans la hanche et le genou.

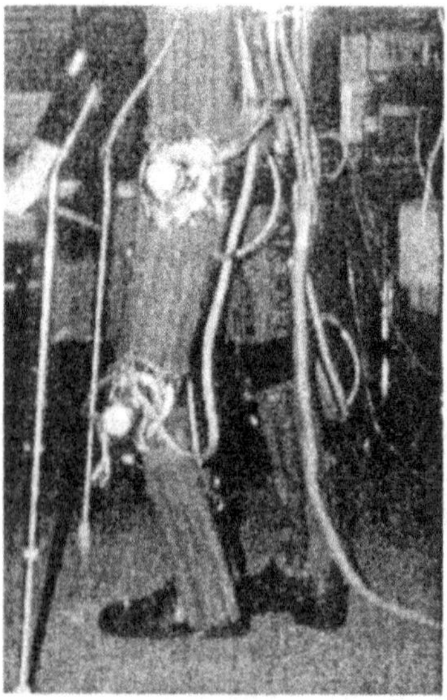

Figure 1 : Orthèse active à 4 moteurs électriques (coopération ENSAE).

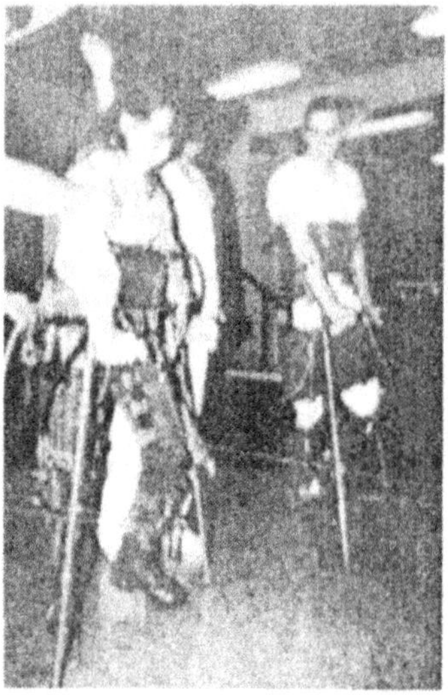

Figure 2 : Orthèse active en mode mode maître-esclave
La patiente à gauche est équipée d'une orthèse avec moteurs hydrauliques et à droite, le moniteur avec une orthèse équipée de potentiomètres (coopération Régie Renault)

La troisième version électrique a été entièrement réalisée à l'Unité 103 de l'INSERM en 1989 (figure 3). Elle comporte une orthèse en tiges d'aluminium adaptable à différentes longueurs des membres inférieurs. Les trois articulations principales, hanche, genou, cheville, sont activées par deux moteurs électriques d'une puissance de 66 Watts sous 24 volts, développant un couple constant de ± 50 Nm. La cadence maximale est de 30 pas par minute, d'une longueur de 70 cm, pour une durée de 2 secondes représentant 1,26 km/h. Cette orthèse a permis entre autres de valider le logiciel de pilotage des moteurs, dont l'architecture est sensiblement identique à celle de l'implant développé sous le nom de SUAW. Les problèmes d'asservissement de la posture verticale ont été abordés, compte tenu de la présence dans chaque articulation de potentiomètres et de capteurs au niveau de la plante du pied, pour détecter les déséquilibres. Cette régulation posturale a d'ailleurs été introduite récemment dans les deux versions P2 et P3 de l'humanoïde Honda, capable de marcher en terrain horizontal, de monter un escalier et de retrouver un équilibre en cas de poussée antérieure.

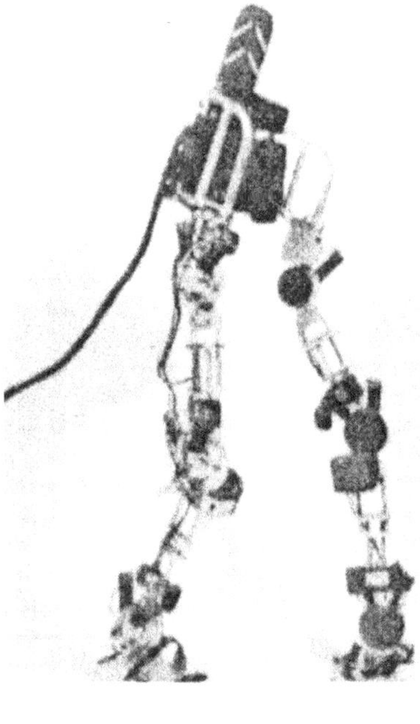

Figure 3 : Orthèse active électrique à 6 degrés de liberté (INSERM)

Au total, ces orthèses actives, sans être une solution pour la locomotion des paraplégiques, sont d'un apport scientifique et technique important qui mériterait d'être poursuivi.

L'électrostimulation fonctionnelle

Il s'agit bien d'un champ d'application de la robotique, dans la mesure où il est question d'utiliser les actionneurs musculaires de la personne paraplégique et de rétablir une coordination artificielle aussi flexible et conviviale que possible. A la suite d'une série de recherches expérimentales sur l'animal, effectuées sur des contrats de la Veterans Administration, nous avons entrepris avec l'aide de deux actions concertées européennes, deux démarches nouvelles.

Le projet EUREKA-CALIES

Labellisé en 1989, le projet CALIES (Computer Aided Locomotion by Implanted Electrostimulation) réalisé au départ avec la société Bertin, a été poursuivi avec la Société MXM. Le but était de développer un implant relié aux nerfs et aux muscles par des électrodes et piloté de l'extérieur par une antenne, transmettant en radiofréquence la puissance et le signal et connectée à un programmeur portable. Ce projet n'a pu aboutir à son terme malgré la création d'un ASIC toujours utilisable. Sur le plan clinique, un réseau clinique européen a été créé en 1992, regroupant six pays d'Europe (Allemagne, Angleterre, Danemark, France, Italie, Pays-Bas) dans lesquels ont été identifiés un centre spécialisé dans les lésions médullaires, un médecin et un kinésithérapeute, ainsi qu'un chirurgien spécialisé dans la chirurgie des nerfs périphériques.

Le projet SUAW

Approuvé en 1996 par les communautés européennes, ce projet SUAW (Stand Up And Walk) a réuni un consortium technique : IBM France pour les chips, THOMSON CSF pour la radiofréquence, FRAUNHOFFEN INSTITUTE en Allemagne pour les électrodes,

NEUROMEDICS pour la coordination technique, et le réseau clinique européen, coordonné à partir du CENTRE PROPARA. Les multiples réunions du groupe de rééducation ont permis de définir les différentes phases du projet. La première étape consiste en une sélection des patients, qui est basée sur le niveau lésionnel T4 – T11 avec un optimum en T9 en raison de la stabilité du tronc, sur une spasticité contrôlée, sur un poids dans la limite de la normale et sur une bonne motivation psychologique éliminant toute illusion quant au résultat possible. La deuxième phase est celle de l'entraînement préopératoire, durant lequel doit se faire d'une part le renforcement musculaire par électrodes cutanées à raison de 1 à 2 heures par jour au domicile, et d'autre part, le lever et la déambulation par électrodes cutanées. Ce procédé EXOSTIM utilise le stimulateur PROSTIM 8 canaux et 8 entrées, développé dans le cadre du projet avec un pilotage par PC selon un logiciel de même architecture que celui de l'implant. Cet entraînement, fait en centre spécialisé, est crucial, pour éviter les faux espoirs, en permettant au patient de valider les résultats escomptés dans le cadre du projet et de décider d'aller ou non vers la phase chirurgicale. Celle-ci a été définie à la suite de plusieurs réunions avec démonstration chirurgicale sur animal vivant et sur cadavre, par l'équipe chirurgicale. La procédure prévoit sept incisions de 7 cm de longueur maximum pour l'implantation d'électrodes épimysiales sur les muscles grand fessier, moyen fessier, iliaque et ischiojambiers, et d'électrodes neurales sur le nerf fémoral après neurolyse pour isolement des fascicules musculaires pour le quadriceps et le sartorius ainsi que sur le nerf ischiatique, avec isolement des fascicules correspondant aux muscles releveurs du pied. L'implant comporte donc 14 canaux monopolaires pour des électrodes épimysiales et 4 bipolaires pour les neurales. Les électrodes épimysiales doivent être placées à la surface du muscle au voisinage du point moteur et requièrent 20 à 25 milliampères. Les neurales ont l'avantage de nécessiter une intensité moindre, de l'ordre de 0,5 à 1,5 mA. Une des originalités de l'implant SUAW est précisément de combiner les deux types d'électrodes. Des travaux anatomiques, menés antérieurement avec François Bonnel, avaient permis d'analyser la cartographie des nerfs périphériques, en identifiant les différents fascicules (figure 4). Ceux-ci sont entourés par une gaine fibreuse résistante, le périnèvre avec à l'intérieur une artère fasciculaire garantissant la trophicité des fibres nerveuses. De cette façon, la neurolyse, faite dans l'épinèvre sous microscope, peut respecter les éléments vasculaires et permettre un isolement du fascicule ou des fascicules correspondant à la cible désirée. L'identification peut se faire par électrostimulation per-opératoire. Deux patients ont été opérés par l'équipe chirurgicale européenne[1]. Marc, paraplégique depuis douze ans, en septembre 1999 et février 2000 et Ludovico en juin 2000. La réintervention sur Marc a été due à un incident technique en fin d'intervention montrant une interférence entre les électrodes neurales et épimysiales qui a nécessité la nouvelle mise en place de l'implant modifié. Les suites opératoires ont été simples et la fibrose, qui normalement existe autour des électrodes et se met en place dans le premier mois postopératoire, a changé quelque peu les paramètres de stimulation, sans grande modification de l'impédance. Les deux patients opérés ont été stimulés un mois après l'intervention et ils poursuivent actuellement leur rééducation, l'un à Strasbourg (Centre Clémenceau) (figure 5) et l'autre à Imola (Centre de Montecatone). Cette phase d'entraînement postopératoire comporte actuellement quelques problèmes techniques, qui font l'objet de recherches actuelles. Le programmeur portable, placé au dehors, est réellement la partie intelligente du système, qui constitue un véritable " cerveau artificiel " permettant le stockage de toute forme de programme moteur complexe et son optimisation par référence à des normes correspondant au profil de chaque patient. Le dialogue avec le programmeur doit être le plus convivial possible et le plus simple possible, en accord avec les principes généraux de fonctionnement du système nerveux de la mobilité. Des boutons sur les cannes permettent de valider chaque demi pas, que le programmeur doit préparer en fonction de l'état des muscles. Si, initialement, il avait été question d'utiliser de nombreux retours d'information à partir de goniomètres, d'inclinomètres, d'accéléromètres ou de capteurs de force placés sur le patient, il est apparu, par la suite, qu'une telle complexité technique nuirait à l'utilisation journalière du système par le patient. Celui-ci peut, à l'aide de la vision et de l'expérience, pallier l'inconvénient du manque de " feed back " en direction du programmeur. Les recherches, menées par le groupe d'Aalborg, sur la prise de signal sensitif par une cuff électrode, pourraient apporter une solution dans le futur, bien que la nécessité d'une approche chirurgicale la moins invasive possible doive demeurer la règle. Par ailleurs, l'absence de sensibilité rend difficile la perception de la fatigue musculaire, toujours d'apparition plus rapide chez le paralysé, mais la possibilité d'effectuer des courbes de fatigue avec un capteur de force branché sur le stimulateur permet d'anticiper en affichant une durée optimale de sollicitation musculaire.

[1] Celle-ci implique le Docteur Michel Bénichou et les Professeurs Georgio Brunelli et Klaus von Wild.

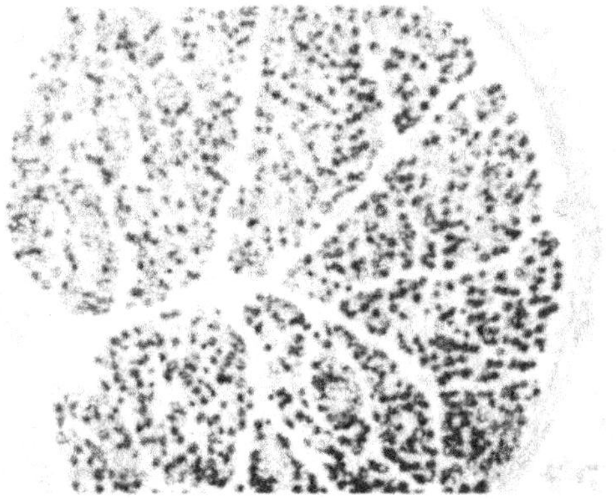

Figure 4 :
Coupe d'un fascicule d'un nerf périphérique montrant la gaine périneurale, l'artère intrafasciculaire et les fibres nerveuses myélinisées (imprégnation argentine)

Figure 5 : Marc après l'implantation de l'implant SUAW en station verticale sous stimulation, avec les deux boutons sur le déambulateur pour l'activation alternée des séquences de marche.

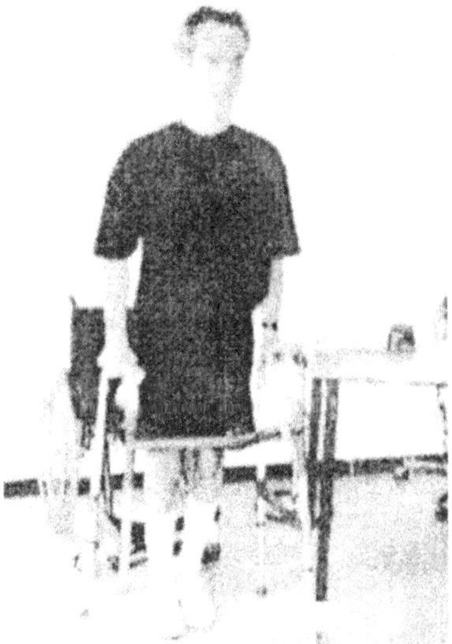

Il est clair que la marche obtenue par le procédé EXOSTIM et par l'implant tend à se rapprocher au mieux de la séquence normale, grâce à la flexion de hanche, de genou et l'extension du bassin et du pied et en particulier le non-usage du triple retrait, par stimulation nociceptive, crée une séquence plus harmonieuse. La durée d'utilisation et la longueur des déplacements sont évidemment fonction de chaque patient et font l'objet actuellement d'une évaluation clinique et technique. Le futur proche prévoit l'amélioration des électrodes neurales et du programmeur, ainsi que l'élargissement du réseau clinique européen, avec la participation de l'Espagne, du Portugal, de la Belgique, de la Finlande et de la Norvège. Ceci devrait permettre à un plus grand nombre de paraplégiques d'être testés et éventuellement entraînés dans leur propre pays.

En conclusion, parmi les deux voies possibles de recherche pour la restauration de la locomotion chez les paraplégiques, la voie technologique a l'avantage de bénéficier des énormes progrès de la micro-électronique, de l'informatique et des biomatériaux. Elle ne modifie pas la lésion médullaire, mais elle peut permettre, par une application précoce, une certaine réorganisation fonctionnelle de la moelle. Elle est donc parfaitement complémentaire des tentatives d'amélioration de la régénération nerveuse et de la neuroprotection.

DIAGNOSTIQUER A DISTANCE ?

Jean-Philippe Montagne
Chef du service de radiologie, Hôpital Trousseau.

La télémédecine, littéralement exercice de la médecine à distance, s'oppose à la notion de colloque singulier médecin-malade, avec unité de lieu, qui est la base de l'acte médical.

La consultation à distance existe depuis très longtemps, le plus souvent sous forme épistolaire (Hippocrate, Galien, le Docteur Tissot avec Voltaire et Rousseau). Le conseil téléphonique est actuellement très répandu et nombreux sont les appels de patients vers les médecins ou vers les centres hospitaliers. Les SAMU utilisent un médecin « régulateur » qui gère les appels téléphoniques et décide du mode d'intervention.

La transmission de données et d'images médicales s'est révélée possible dès 1960 entre l'aéroport de Boston et le Massachusetts General Hospital. La même année, des transmissions d'images radiologiques ont eu lieu de part et d'autre de la baie de San Francisco.

Le "boom" de la télémédecine date d'un peu plus de dix ans, qu'il s'agisse des réseaux développés par l'armée américaine (pour 8 500 000 ayants droit et 70 sites dans le monde, concernant aussi bien le temps de paix que le temps de guerre) ou des réseaux développés en Norvège et en Finlande pour la Santé Publique.

Cet important développement relativement récent est lié d'une part à des progrès techniques, d'autre part à la notion de droit des patients.

LES PROGRES TECHNIQUES

D'une part, il s'agit essentiellement des possibilités de transmettre facilement et à des coûts raisonnables son et images. Les outils de communication sont basés sur l'utilisation d'un ordinateur type PC, d'une ligne téléphonique et/ou d'une caméra vidéo.

D'autre part l'imagerie médicale, longtemps cantonnée à la radiologie conventionnelle analogique s'est enrichie de nouveaux modes d'imagerie (échographie, tomodensitométrie, doppler, IRM, etc.) ; cette imagerie numérique utilisant un stockage informatique est facile à diffuser soit sur des réseaux grand public, soit sur des réseaux dédiés.

DROIT DES PATIENTS : L'ACCES AUX DONNEES MEDICALES

Parallèlement se développe la notion de droits des patients et de leur protection. Il s'agit du droit à la qualité des soins, du droit au secret des données médicales le concernant, du droit à la réparation en cas de faute médicale ayant causé un préjudice.

Le droit à la qualité des soins est très fortement ressentie par le patient qui revendique l'accès à des soins de haute qualité, quelle que soit sa situation sociale mais aussi quel que soit son éloignement par rapport aux Centres hospitaliers, donc aux techniques médicales élaborées.

UN NOUVEAU SECTEUR D'ACTIVITE INDUSTRIELLE ET MEDICALE

Les industriels et les opérateurs de télécommunications considèrent la télémédecine comme une source de produits intéressants et novateurs, utiles et susceptibles d'apporter des profits non négligeables. Une étude récente[1] -réalisée par le cabinet anglais Frost et Sullivan- prévoit que "le marché de la téléradiologie en Europe devrait au moins quadrupler dans les cinq prochaines années et atteindre le milliard de dollars.

En France, la télémédecine s'est développée, essentiellement de façon régionale sur une période de 15 ans environ :

Dès 1984 la transmission téléphonique du rythme cardiaque du fœtus s'est révélée opérationnelle. Au début des années 90 une « télé-échographie » obstétricale a été réalisée dans la région Nord-Pas de Calais. En 1991 un réseau de téléradiologie pédiatrique s'est organisé à Paris autour

[1] Etude de 1997.

de l'hôpital d'Enfants Armand-Trousseau et avec des hôpitaux d'Ile de France après avoir obtenu l'autorisation de la CNIL.

En 1993 le réseau Aquitaine de gestion des urgences a été organisé.

En 1994 le réseau TELIF-Assistance Publique-Hôpitaux de Paris dédié à la gestion des urgences neurochirurgicales a été mis en œuvre.

La télémédecine est donc l'exercice de la médecine en utilisant les moyens de télécommunication pour transmettre les données du dossier médical, la téléradiologie concernant la partie imagerie de ce dossier.

Il persiste encore des problèmes de sémantique : pour certains, le terme de téléconsultation devrait être réservé à une consultation à distance mais directe du médecin par le patient. Dans ce cadre on peut intégrer la télédermatologie, la télépsychiatrie et la télésurveillance. Une étape de plus, et on peut parler de télé-expertise, terme approprié à la demande de concours sollicité par un médecin auprès d'un autre médecin spécialiste.

L'EXPERIENCE DE L'HOPITAL D'ENFANTS ARMAND-TROUSSEAU

Comme son nom l'indique, l'hôpital d'Enfants Armand-Trousseau, hôpital exclusivement pédiatrique, possède des compétences médicales et médico-techniques couvrant la totalité des besoins pédiatriques, mis à part la neurochirurgie et le secteur cardiologie et chirurgie cardiaque. L'hôpital d'Enfants Armand-Trousseau constitue donc un centre de soins et de référence pour l'Est parisien ainsi que ses petite et grande couronnes. En développant des moyens pour transmettre et recevoir des données et des images médicales, il s'agit de mieux gérer des problèmes d'urgence et de transfert en provenance des hôpitaux correspondants. En effet, nombreux sont les hôpitaux qui accueillent les enfants et dont les compétences sont limitées ou les médecins isolés. En matière de compétences limitées, citons l'absence de chirurgien pédiatrique, l'absence d'anesthésiste à compétence pédiatrique, etc. ; « l'isolement » peut être représenté par l'existence dans l'établissement d'un seul chirurgien, et/ou d'un seul radiologue à compétence pédiatrique.

L'idée initiale était que la transmission d'informations cliniques associée à la transmission d'images médicales réalisées dans l'hôpital d'origine pourrait permettre un dialogue entre les médecins de l'hôpital périphérique et ceux de l'hôpital d'Enfants Armand-Trousseau afin de poser un diagnostic et de prendre les décisions thérapeutiques les plus appropriées. Le transfert d'un enfant est coûteux et il implique le déplacement d'un ou des parents avec, outre les problèmes psychologiques, des problèmes familiaux et professionnels. De plus, très souvent, le patient étant transféré, l'examen par le spécialiste est rassurant mais l'enfant est gardé "par sécurité" 24 heures en surveillance.

Le système, installé fin 91, regroupait l'hôpital Trousseau et cinq hôpitaux de l'Ile de France. En pratique, il n'y a pas eu de modification pour la prise en charge de l'urgence "vraie", le transfert étant annoncé par un appel téléphonique. Dans le cadre de l'urgence ressentie, où l'enfant était souvent transféré pour avis de spécialiste, la téléradiologie a rempli son rôle. Nous avons vu se développer, ce qu'il est convenu d'appeler la télé-expertise, réalisée en "temps réel différé". En pratique les demandes émanent soit du radiologiste, soit du pédiatre. Il s'agit soit d'une demande de confirmation d'un diagnostic et d'une conduite thérapeutique, soit d'une demande d'orientation quant à la conduite diagnostique.

Plutôt que d'utiliser le temps réel avec dialogue sur écran, nous utilisons la démarche suivante : transmission du dossier et des images, consultation du ou des experts (radiologue et/ou spécialiste pédiatre), puis appel du correspondant et discussion en temps réel sur le dossier affiché sur l'écran de l'ordinateur.

QUELS CRITERES DE QUALITE ?

En télémédecine, la qualité des soins qu'exige l'état du patient passe par la **qualité technique des outils** mis en œuvre ainsi que par la **compétence de l'expert**.

En téléradiologie, idéalement, l'image reçue doit être d'une qualité identique à l'image envoyée. Un système de téléradiologie comporte les moyens de saisie des images, la constitution d'un dossier, la transmission sur un réseau, l'affichage des images sur un écran. Nombreux sont les systèmes d'imagerie qui actuellement fournissent une image numérique. La généralisation de l'utilisation d'un standard (DICOM 3.0) peut permettre une saisie directe ; par contre, reste le problème de la radiologie conventionnelle analogique (radiographie du thorax, radiographie des os, etc.) qui nécessite l'utilisation d'une numérisation secondaire. Cette numérisation secondaire est elle-même potentiellement source de dégradation de l'image.

La constitution d'un dossier comportant à la fois des informations médicales et des images entraîne le plus souvent une sélection des images par le demandeur. Cette sélection peut entraîner une perte d'information préjudiciable à la prise de décision. Il s'agit là plus d'un problème humain que d'un problème technique. L'expert doit pouvoir demander l'envoi d'un complément d'information.

La transmission sur le réseau est actuellement considérée comme fiable, même sur le réseau numérique grand public (Numéris de France Télécom). Le problème est plus lié au débit de ces réseaux. Pour diminuer la durée de transmission on peut utiliser des algorithmes de compression : compression réversible qui n'altère en rien l'image mais dont le taux est faible, compression irréversible pour laquelle il faut s'assurer que l'image reçue, bien que différente de celle envoyée, reste diagnostique.

L'affichage de l'image sur écran ne pose pas de problème pour les images d'échographie, de tomodensitométrie ou d'imagerie par résonance magnétique ; par contre, du fait de la faible résolution spatiale de l'écran, elle peut poser des difficultés, essentiellement pour les images de radiologie conventionnelle. Bien sûr, il est important de tenir compte de la fiabilité du système, en particulier de son taux de pannes.

EXIGENCES POUR L'IMAGE MEDICALE.

L'image médicale analogique, celle qui est réalisée directement sur un film radiologique par les rayons X, est considérée comme une image "réelle" et finie. On peut la comparer à la photographie réalisée par chacun d'entre nous. Sur la photo de famille il y a bien le grand-père, la grand-mère, l'oncle, les petits enfants. Une fois le tirage papier réalisé, les personnages resteront présents, seul le papier jaunira. Certes cette image dépend de la qualité de l'appareil photographique, de l'émulsion de la pellicule utilisée, de la qualité du tirage mais, si l'on veut supprimer un personnage, il faudra beaucoup de temps et souvent cette retouche sera détectable.

L'image numérique par contre permet des modifications faciles et multiples[2]. Ainsi, à partir des données d'une seule acquisition, on peut obtenir des images médicales très variées. Par exemple, pour le scanner, au niveau du thorax on peut privilégier la visibilité des poumons, de la paroi ou des structures osseuses. Le but de ces traitements est de renforcer la qualité diagnostique de cette image. Des traitements inappropriés peuvent aboutir à une dégradation de l'image.

On pourrait modifier une image médicale en faisant disparaître une pathologie ou au contraire en faisant apparaître faussement une pathologie. Certaines revues d'imagerie médicale, pour accepter un article, demandent un engagement des auteurs de ne pas soumettre des images "retouchées".

EXPERTISE ET RESPONSABILITE

Dans le cadre de la responsabilité médicale, l'erreur de diagnostic est acceptée. En revanche, le document sur lequel se fonde le raisonnement diagnostique doit être de bonne qualité. Par exemple un radiologue sera objectivement condamné si la qualité du document radiographique produit est insuffisante. De la même façon, dans une décision récente du Tribunal Administratif de Dijon, le laboratoire d'anatomie pathologique de l'hôpital de cette ville a été condamné, non pas pour ne pas avoir fait le diagnostic de tumeur maligne sur un prélèvement, mais parce que la qualité du prélèvement était insuffisante pour faire une étude correcte.

Pour être efficace, la téléradiologie, comme la télémédecine en général, implique non seulement les compétences de l'expert, mais aussi une connaissance du niveau de compétence du demandeur et de son environnement. Les informations médicales, comme les images choisies pour être transmises, dépendent de la compétence du médecin demandeur. A l'inverse, même si le diagnostic de l'expert n'est pas altéré, la décision

[2] En utilisant les techniques d'imagerie numérique, rien ne s'est opposé à la réalisation d'un film avec Michel Simon et Laetitia Casta. Ceci a d'ailleurs été réalisé dans le film "Forrest Gump". John F. Kennedy converse avec Tom Hanks. A partir de films d'archives, on a numérisé les mouvements de la bouche de Kennedy, à chaque position correspond un son. On peut alors restituer le mouvement en fonction du dialogue.

thérapeutique dépendra des moyens humains et médico-techniques dont dispose le demandeur.

QUID DE LA GENERALISATION DE TELERADIOLOGIE ?

Dès 1995, il existait aux Etats-Unis environ 7000 stations de téléradiologie. Dans la plupart des hôpitaux aux Etats-Unis, il n'y a pas de radiologue expérimenté (senior) présent sur place à l'hôpital la nuit et les jours fériés. Le senior est en astreinte, parfois pour plusieurs hôpitaux, et il ne se déplace que pour les actes qui nécessitent une prise de décision urgente relevant de sa compétence. Il faut savoir qu'aux Etats-Unis, les techniciens de radiologie sont autorisés à réaliser des examens, mêmes sophistiqués (tomodensitométrie, IRM) hors la présence du radiologue ce qui n'est pas le cas en France. Le senior d'astreinte reçoit donc les images médicales réalisées à l'hôpital et en fait l'interprétation. Plutôt que de devoir faire appel à un seul radiologue dont la compétence devrait être polyvalente, des radiologues spécialisés peuvent ainsi être consultés sur le réseau : neuroradiologue, radiopédiatre, ... Si la majorité de ces stations fonctionne au domicile même du radiologue d'astreinte, certains radiologues se déplacent avec un téléphone et un PC portables. En dehors de l'astreinte, certains hôpitaux nord-américains, plutôt que d'embaucher un radiologue spécialisé dont ils n'auraient pas l'emploi à temps complet ou dont la disponibilité à temps partiel pourrait être source de délais, préfèrent rémunérer un expert "téléradiologue". C'est le cas en particulier pour la neuroradiologie.

Aux Etats-Unis, ces systèmes ont conduit à développer des prestations de service, c'est à dire la réalisation d'interprétations à distance d'examens radiologiques, comme Boston pour l'Arabie Saoudite, ou l'Université de Californie Los Angeles pour certains hôpitaux d'Amérique du Sud. Ces prestations de service peuvent se faire également d'un état à l'autre ; l'exercice de la médecine étant soumis à une licence d'état, on voit apparaître dans certains états des licences de téléradiologie.

La tarification des actes médicaux étant, aux Etats-Unis, basée sur des contrats avec les organismes assureurs, on peut penser que certains radiologues se constituent en réseaux d'experts et proposent leurs services aux hôpitaux et cliniques. Une telle situation pourrait entraîner la disparition du radiologue local dans les petites villes.

La notion d'isolement ne se mesure pas en dizaines ou en centaines de kilomètres. Un médecin peut se sentir isolé bien qu'exerçant dans la petite couronne de Paris.

Le besoin, voire la nécessité, de disposer de l'avis d'un confrère est quotidien. Selon le nouveau code de déontologie, un médecin doit faire appel à un confrère chaque fois qu'il le juge nécessaire pour une bonne prise en charge de son patient. Le malade lui-même, ou son entourage, peut demander l'avis d'un autre médecin. Cette demande doit être satisfaite par le médecin traitant.

La téléradiologie peut être une aide précieuse en constituant un outil de communication rapide pour une consultation de spécialistes ou d'experts. La téléradiologie n'est qu'un outil et, comme un outil, elle n'est ni bonne ni mauvaise, elle est ce que les utilisateurs en font. Il ne faudrait pas que la téléradiologie entraîne la disparition du radiologue isolé et son remplacement par un auxiliaire médical. On perdrait alors une grande part de notre culture, ce colloque singulier médecin-malade qui comporte le dialogue et l'examen clinique avec son contact physique.

L'OMNIPRESENCE DE L'INFORMATIQUE

Jean-Marie Renard
Maître de conférence des universités,
Praticien des hôpitaux à Lille

Nous constatons actuellement une mutation profonde du monde médical. D'une part, le volume des connaissances ne cesse d'augmenter et force les praticiens à compléter leur spécialisation par une ou plusieurs sur-spécialisations, ce qui favorise la fragmentation des compétences médicales nécessaires à la mise en œuvre des soins. L'exemple de la radiologie est éloquent : l'omnipraticien qui effectuait des clichés radiologiques à son cabinet, a vu cette activité transférée aux radiologues. Dans un premier temps, il a continué de lire lui-même les images fournies puis il s'est appuyé de plus en plus sur l'interprétation des spécialistes jusqu'à négliger sa propre interprétation de l'image fournie. Ces derniers se sont eux-mêmes scindés en spécialistes d'organes (cœur, rein, cerveau) et en spécialistes de techniques (imagerie isotopique, radiologie interventionnelle...). D'autre part, le développement des réseaux de soins augmente l'accessibilité de l'information médicale. Ceci ne concerne pas seulement l'accès à l'information de référence comme celle des enseignements et de la formation continue mais également l'accès au dossier du patient lui-même.

Ces deux phénomènes - masse d'information et complexification des réseaux de soins - concourent à une remise en cause du paradigme fondamental de la prise en charge du patient par les professionnels de santé. Le patient cesse de "passer" d'un professionnel à l'autre selon un enchaînement libre, parfois inapproprié, pour accéder de façon coordonnée aux différentes ressources qui permettront de mettre en œuvre le plan thérapeutique adapté.

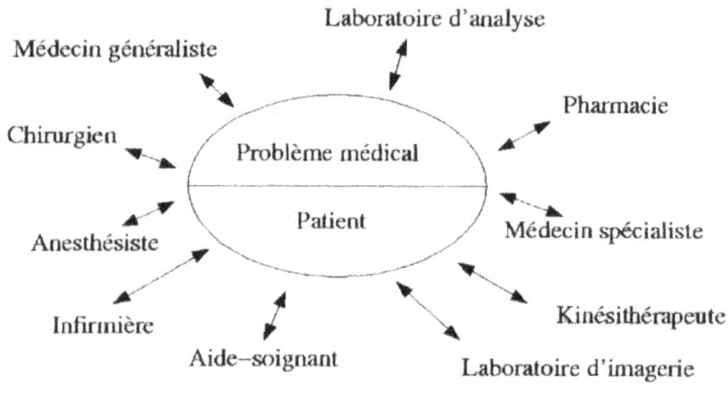

Figure 1 "le circuit du patient"

Ce nouveau modèle de prise en charge médicale nécessite une coordination efficace de toutes les ressources utiles à la mise en œuvre du "plan thérapeutique". Cet effort de coordination intervient à tous les niveaux: hôpitaux, cliniques, laboratoires, praticiens. Il est également important au sein de chacune des composantes de ces unités.

Un exemple particulièrement intéressant consiste à étudier la coordination des tâches médicales au sein des unités de soins intensifs (USI). Les difficultés de coordination y sont exacerbées par l'importance des contraintes liées au caractère aigu des pathologies rencontrées, mais l'étude de leur fonctionnement est facilitée par leur taille modérée: une douzaine de lits. Nous avons analysé la coordination des acteurs en USI et nous avons proposé un modèle de coordination et d'attribution des tâches que nous avons étudiées à l'aide de simulations.

Comme d'autres secteurs, le monde médical a vu l'informatique envahir peu à peu tous les domaines de son activité. Jusqu'à présent, la technologie n'avait pas encore modifié la nature même de l'exercice médical. L'introduction et l'évolution des technologies de l'information permettaient simplement de prolonger ou de compléter les capacités de l'homme de l'art. Le développement des réseaux informatiques est actuellement en train d'initier une mutation profonde de l'exercice médical.

LES PROTHESES DU CLINICIEN

L'usage de l'informatique permet en premier lieu d'étendre les possibilités d'investigation des praticiens. Pendant de nombreux siècles, ceux-ci ne pouvaient compter que sur leurs cinq sens pour identifier et répertorier les symptômes et les maladies. Au fur et à mesure de la progression des technologies, ils ont appris à les adapter pour servir leurs besoins d'investigation et d'intervention. Bien sûr, les premiers appareils de mesure ne faisaient pas appel aux technologies informatiques. Aujourd'hui le moindre appareil médical renferme en son sein quelque électronique mettant en œuvre des techniques numériques. Même le simple thermomètre est aujourd'hui “ électronique ”.

L'IMAGERIE MEDICALE

L'imagerie médicale est certainement la spécialité qui, la première, a eu recours à l'informatique pour améliorer ses performances. Celle-ci intervient aux trois niveaux de la production d'images médicales. Elle concerne toutes les techniques d'imagerie : ultra-sonore (échographie), conventionnelle numérisée, tomodensitométrie X (TDM[1] ou scanner), résonance magnétique ou encore tomographie par émission de “ positrons ”ou de “ photons ”. Le premier niveau s'attache au traitement du signal fourni par les différents capteurs afin d'obtenir une grandeur numérique qui traduira l'atténuation d'un signal (RX, TDM) ou une densité d'émission (IRM[2], PET[3], SPECT[4]); le second concerne la construction d'une image bi- ou tri-dimensionnelle; le troisième est celui de l'aide à l'interprétation des images. L'obtention d'images tridimensionnelles ouvre de nouvelles perspectives à certaines spécialités comme la chirurgie et plus particulièrement la neurochirurgie. Avec ces reconstructions, le chirurgien

[1] TDM : Tomodensitométrie.
[2] IRM : Imagerie par résonance magnétique.
[3] PET : Positron emission tomography.
[4] SPECT : Single photon emission computerized tomography.

peut “ voir ” à l'avance les différents plans de son intervention et ainsi choisir plus précisément et plus efficacement la voie pour aborder la zone cible. L'introduction de systèmes d'aide à la décision qui font appel aux techniques d'intelligence artificielle concourt actuellement à l'élaboration de système d'assistance pour l'interprétation des images médicales. Ainsi, en médecine nucléaire, l'on exploite un système expert qui aide à l'identification de sténoses des artères coronaires lors de scintigraphies au thallium. D'autres systèmes mettent en œuvre des réseaux de neurones pour obtenir une assistance similaire.

LES ANALYSES BIOLOGIQUES

Cette branche de la médecine bénéficie également de l'amélioration des capacités de traitement du signal utilisé par les automates d'analyses biochimiques ou hématologiques. Elle est aussi le lieu de mise en œuvre de techniques de l'analyse de l'image. En bactériologie, l'automatisation de la mesure du halo d'inhibition des cultures bactériennes pour les tests d'efficacité des antibiotiques (antibiogrammes) fait appel aux méthodes de reconnaissance de formes.

LA SURVEILLANCE CLINIQUE

Là encore, les patients et les médecins bénéficient de l'augmentation des capacités des appareils à réaliser des mesures non-invasives avec une rapidité, une précision et une sensibilité sans cesse croissantes. En anesthésie, il devient actuellement possible d'envisager l'utilisation de systèmes automatiques d'administration de substances anesthésiques. Plusieurs équipes ont couplé avec succès un dispositif d'injection de substances hypnotiques à un appareil d'analyse de l'électro-encéphalogramme obtenant ainsi un système automatisé d'administration des anesthésiques. Le système d'injection utilise un modèle bayésien pour déterminer à chaque instant le débit de perfusion nécessaire au maintien d'une concentration cible au niveau du site effecteur de l'agent anesthésique. Le système de surveillance de la profondeur de l'anesthésie fournit un index construit à partir d'une analyse bi-spectrale du signal électro-encéphalographique. Le couplage entre ces deux systèmes doit rester sous le contrôle du médecin opérateur pour des raisons évidentes de sécurité. Ces systèmes sont actuellement considérés comme des outils d'aide à l'optimisation de l'anesthésie ou de la sédation plutôt que des automates destinés à remplacer l'intervention directe du médecin. Ces dispositifs illustrent bien la complémentarité entre l'homme et la machine.

L'AMELIORATION DES COMPETENCES

Si l'assistance des acteurs humains est un des apports importants de l'informatique médicale, celle-ci est aussi utilisée pour aider les étudiants en formation initiale comme en formation continue à améliorer leurs compétences. Les progrès de la médecine moderne renforcent les contraintes de la formation. Les praticiens comme les étudiants sont confrontés à une situation paradoxale, à savoir l'augmentation des exigences concernant leurs performances à reconnaître des situations de plus en plus rares du fait même de l'amélioration de ces performances. Dès lors il est de plus en plus difficile de se former par l'expérience. L'informatique offre cependant une solution : la simulation.

LES SIMULATEURS SPECIFIQUES.

Ces simulateurs permettent à un opérateur seul de s'entraîner à la réalisation d'une tâche unique spécifique comme l'apprentissage des endoscopies (bronchiques, digestives) ou celui de certaines techniques chirurgicales (photocoagulation laser en ophtalmologie, cœlioscopie). La puissance de traitement des ordinateurs actuels permet d'envisager la production d'images réalistes calculées dynamiquement ainsi que les rendus sonores, éventuellement tactiles. Cependant, le débat reste ouvert sur la nécessité d'obtenir le plus haut degré de réalisme possible. Certains simulateurs chirurgicaux sont construits volontairement sur la base d'une représentation la plus schématique possible de la réalité. Tel celui qui est utilisé pour la formation à la pratique de la coelio-chirurgie, propose à l'étudiant des manches de commande qui réagissent comme une caméra et des pinces véritables. Mais les images qui servent à visualiser les différentes actions ne sont pas réalistes puisqu'il s'agit de simples formes géométriques basiques (rond, carré). Le jeune chirurgien développe les facultés psychomotrices utiles à la pratique de la coelio-chirurgie en manipulant ces formes (pour les déplacer, les maintenir, les couper).

LES SIMULATEURS COMPLEXES:

Ils sont encore peu nombreux (quelques dizaines) et concernent principalement l'enseignement de l'anesthésie et de la réanimation. Ils sont inspirés des techniques de simulation aéronautique. Ils reproduisent une salle d'intervention chirurgicale ou une salle de réanimation. Un mannequin permet de réaliser de nombreux gestes: perfusions, injections courantes, respiration des différents gaz médicaux, simulation hémodynamique et électrique du cœur. Plusieurs capteurs sont chargés de détecter les actions thérapeutiques (injection de drogues diverses) ainsi que l'état " physiologique " du mannequin (expiration de CO2, inspiration d'oxygène, d'azote et d'autres gaz médicaux). La pièce est généralement contiguë à une salle de *debriefing* dont elle est séparée par des vitres sans teint. Les séances sont filmées puis analysées avec les participants. Le contrôle du déroulement des séances se fait sous la responsabilité d'un opérateur en salle de *debriefing* qui peut communiquer avec un second opérateur présent dans la salle en tant qu'observateur neutre. Ces séances de simulations sont surtout utilisées pour l'enseignement des problèmes de prise de décision en situation de crise. L'innocuité des simulations et la variation de l'efficacité de la prise en charge en fonction de la qualité de la coordination des équipes médicales permettent d'affirmer, avec peu de risques, que ces techniques vont être amenées à se développer fortement dans les années à venir.

VERS L'UNIVERSITE VIRTUELLE ?

L'évolution des applications de l'informatique concerne aussi la formation « académique ». La prolifération des sites Internet professionnels heurte les canaux historiques de diffusion de la connaissance. Ils permettent de rompre les barrières géographiques traditionnelles et d'accélérer les processus de diffusion de l'information. Après une première étape qui concernait seulement la mise à disposition massive d'informations en ligne, nous assistons actuellement, en France comme dans les pays anglo-saxons, à une organisation de l'accès à ces informations avec le développement de véritables " universités virtuelles ". La mission interministérielle de soutien technique pour le développement des technologies de l'information et de la communication vient de lancer un programme de deux ans pour la réalisation de " l'université médicale virtuelle francophone ".

L'HOPITAL VIRTUEL - LA REVOLUTION INTERNET

Une rupture créatrice

Sous l'influence des possibilités offertes par les nouvelles technologies de l'information et de la communication, nous assistons à une dématérialisation du travail qui permet une délocalisation sans précédent des activités de production. C'est ainsi que, depuis plusieurs années, on assiste à une inversion des migrations de population avec une reconquête de l'espace rural par les populations citadines. Mais la « rurbanisation » s'accompagne d'une augmentation des exigences de ces populations qui souhaitent conserver à la campagne le même niveau de prestation des services de santé, d'enseignement et de culture que celui qu'ils avaient en milieu urbain. Ces changements sont à l'origine d'une forte demande de services médicaux, électroniques de nature. Le patient qui peut effectuer son travail, faire ses courses ou acheter une voiture de chez lui en pleine nuit pourrait penser que les services médicaux doivent offrir les mêmes facilités. Ce phénomène tend à favoriser le développement des applications de télémédecine.

Une évolution vers des soins coordonnés

En raison de l'hyper-spécialisation médicale, le praticien est de plus en plus contraint de solliciter l'avis ou la compétence d'autres praticiens. Ainsi le médecin de famille a-t -il recours au spécialiste pour confirmer puis traiter une pathologie. De la même façon, le spécialiste confiera le patient au médecin de famille pour la prise en charge de la poursuite du traitement et de la surveillance. Entre temps, ce même praticien fera appel à l'assistance d'un ou plusieurs collègues de spécialité identique ou différente. Ces interdépendances, de plus en plus souvent multiples et parallèles, favorisent la création de réseaux professionnels de prise en charge des patients. Ces réseaux ne sont pas limités au secteur intra ou extra hospitalier mais concernent tous les acteurs d'un bassin de vie ou d'un secteur sanitaire: hôpitaux, cliniques, médecins libéraux, laboratoires d'analyses ou d'imagerie, pharmaciens, infirmiers, kinésithérapeutes... L'éventualité d'une intervention simultanée des acteurs de soins nécessite la mise en œuvre d'un système de partage de l'information et de cogestion des décisions afin de garantir un ordonnancement et une coordination optimale de ces actions. Les réseaux informatiques apportent des moyens efficaces pour répondre à ces nouvelles contraintes. C'est ainsi que l'on assiste au développement de nouvelles techniques comme les échanges d'information entre hôpitaux et médecins de ville - c'est le cas des villes d'Armentières, Montreuil-sur-Mer, Rouen, Annecy- ou encore au développement de systèmes hospitaliers d'informations capables de gérer un seul et unique *dossier-patient,* partagé par les différents services. La mise en œuvre de ces inter-connexions nécessite la résolution de nombreux problèmes qui sont loin d'être parfaitement résolus (gestion des annuaires, cohérence des données distribuées, hétérogénéité des formats de données, sécurité et confidentialité des informations nominatives, règles d'accès aux informations). Le Réseau de Santé Social, en fournissant une infrastructure sécurisée et des mécanismes de sécurisation par le biais du couple carte à puce du professionnel/carte à puce du malade (carte vitale) propose quelques solutions à ces problèmes. Ce développement des réseaux de soins est certainement à l'origine d'une transformation radicale de l'exercice médical dont nous n'avons pas encore saisi la pleine mesure. Jusqu'à présent, le médecin hospitalier ou libéral avait un contrôle direct sur l'information qu'il utilisait dans le cadre de son activité. Il était totalement autonome dans la gestion de la santé de son patient. Désormais, sous l'influence du développement des réseaux, il devient le participant d'une chaîne informationnelle et décisionnelle structurée. Il ne possède plus un dossier sur « son » patient, mais il partage avec d'autres ce dossier en vue de réaliser une prise en charge coordonnée efficace de ce cas médical. Il partage aussi le secret...

Une nouvelle attitude des patients

La mutation de l'activité médicale, induite par l'utilisation de réseaux dont le but est de faire face à la complication des prises en charge, est accélérée par la modification de l'attitude des patients. Ceux qui consomment des services de commerce électronique sont de plus en plus nombreux. Certains industriels, principalement nord-américains, ne s'y sont pas trompés et essaient de conquérir ce nouvel espace commercial en développant de nouveaux services comme des sites d'informations médicales grand public, des sites de pharmacie en ligne et même des sites de consultations médicales. Certains fournisseurs de services vont jusqu'à proposer de servir d'*info-médiaire* aux patients, en leur assurant la gestion de leur dossier médical. Ces services accélèrent la perte de contrôle de l'information par les praticiens mais renforcent le rôle du patient dans la gestion du processus de soins. Ils posent cependant nombre de problèmes d'ordre social qui ne sont pas encore résolus. Il en est un de poids : comment transposer les règles éthiques de la déontologie médicale, notamment celle du secret professionnel, au domaine de la *e-santé* ?

CONCLUSIONS

Les applications de l'informatique à la médecine couvrent un champ très vaste qui englobe pratiquement toutes les facettes de l'activité de soins. Elles ont accompagné l'évolution de la médecine lors des dernières décennies afin d'en augmenter l'efficacité. Mais aujourd'hui, avec le développement des réseaux, et particulièrement celui d'Internet, l'informatique est à l'origine d'une mutation profonde de l'activité médicale. Le patient retrouve sa place au centre du processus de soins et le praticien - tout en étant l'artisan et l'acteur de la décision - abandonne un peu de son indépendance pour apprendre à coopérer avec ses partenaires pour atteindre cet objectif commun : le meilleur état de santé possible pour ses patients.

VOIR LE CERVEAU PENSER

Denis Le Bihan
Directeur de l'Unité de neuro-imagerie (CEA), Correspondant de l'Académie des Sciences, Professeur de radiologie, Harvard University.

INTRODUCTION

Une grande proportion de la population des pays développés est touchée chaque année par des affections neurologiques ou psychiatriques. Des sommes considérables sont dépensées pour le traitement et la rééducation de ces patients. L'espérance de vie augmente et les bénéfices potentiels de recherches sur le fonctionnement cérébral sur une population vieillissante sont évidents. Mais cette recherche peut aussi grandement améliorer nos sociétés, en apportant, par exemple, une meilleure compréhension des processus de communication entre individus ou des comportements collectifs ou encore une optimisation des méthodes d'éducation (apprentissage d'une langue étrangère). De nouveaux types d'ordinateurs 'biologiques' pourraient être conçus en s'inspirant du fonctionnement neuronal et synaptique. Nous avons à interagir de plus en plus avec des 'robots' qui facilitent certaines de nos tâches fastidieuses ou difficiles. La conception de ces robots, tout comme celle des cockpits des avions ou des tableaux de bord de nos voitures peut être améliorée par nos connaissances sur le fonctionnement cérébral. L'enjeu est donc considérable et la compréhension, même partielle, du cerveau humain par l'Homme est un défi au moins aussi important que celui de l'exploration de l'espace et de l'univers.

Dans cette quête exploratoire, l'imagerie neurofonctionnelle a une place unique, car elle permet de mettre directement en évidence les structures cérébrales impliquées dans la réalisation de tâches sensorimotrices ou cognitives. Ce rôle privilégié de l'imagerie provient en grande partie de l'organisation originale du cerveau. En effet, cet organe a la particularité de traiter l'information au niveau de ses éléments constitutifs, les neurones, de façon différentielle selon la position de ces cellules dans l'organe. Ainsi, alors que le tissu cérébral est globalement homogène en ce qui concerne la substance blanche et la substance grise, il est fonctionnellement hétérogène : les tâches réalisées dans le cortex occipital, par exemple, sont essentiellement orientées sur le traitement des informations visuelles, alors que certaines régions du lobe frontal gauche sont particulièrement impliquées dans le traitement du langage. Dans ces conditions, on comprend qu'un outil 'cartographique' permettant une ségrégation fonctionnelle des différentes régions cérébrales activées par un processus cognitif donné soit particulièrement précieux, surtout si cet outil n'est pas traumatique et ne perturbe pas le fonctionnement de l'organe étudié, autorisant des études sur des volontaires humains, de surcroît sans affection neurologique ou psychiatrique.

Cette corrélation 'anatomo-fonctionnelle', pressentie dès l'Antiquité comme le suggère le papyrus d'Edwin Smith qui relate des troubles fonctionnels en rapport avec des blessures de la tête, brillamment démontrée au siècle dernier par les travaux du chirurgien français Paul Broca sur l'aphasie, a permis, à partir de l'étude de patients cérébro-lésés pendant plus d'un siècle, d'établir nos connaissances sur la localisation des grandes fonctions cérébrales. Mais cette approche anatomo-fonctionnelle sur des patients cérébro-lésés a fait un bond considérable dans les années 1970 avec l'arrivée des techniques d'imagerie 'anatomiques' comme le scanner à rayons X et l'imagerie par résonance magnétique (IRM) apparue presque simultanément. Il devenait alors possible de localiser précisément les lésions associées à des troubles fonctionnels, sans avoir à attendre le décès des patients et l'autopsie de leur cerveau. Il reste que seules les lésions s'accompagnant de troubles fonctionnels décelables par des tests cliniques ou neuropsychologiques pouvaient être étudiées. Il est vraisemblable que des tests très fins pourraient en fait mettre en évidence des anomalies fonctionnelles, mais ces tests ne peuvent difficilement être conçus sans idée a priori sur la fonction réalisée par ces régions. D'autre part, ces lésions sont bien évidemment sans contrôle expérimental possible quant à leur localisation, leur sévérité et leur taille, certaines localisations étant très fréquentes, d'autres beaucoup plus rares. Ainsi la portée d'études réalisées à partir de *patients fonctionnellement déficitaires* reste nécessairement limitée.

L'attrait de l'imagerie a donc encore été décuplé quand elle est devenue 'fonctionnelle', permettant d'observer plus ou moins directement *l'expression de fonctions cérébrales normales* chez des *volontaires sains*. Les progrès de l'informatique ont permis de dresser des cartes fonctionnelles cérébrales à partir des signaux électriques (ou magnétiques) émis par le cerveau. Dans les années 1980, la tomographie par émission de positons (TEP) a permis pour la première fois d'observer chez l'homme les variations métaboliques et de débit sanguin associées au fonctionnement cérébral et de localiser certains neuromédiateurs. Parallèlement, l'IRM devenait aussi 'fonctionnelle' (IRMf). Cette modalité d'imagerie qui n'utilise aucune radiation ionisante et offre donc l'énorme avantage de permettre des études répétées allait se révéler, du fait de sa grande sensibilité, de son excellente résolution spatiale et temporelle, et de sa disponibilité (moindre coût, facilité d'utilisation) comme un instrument de choix pour l'étude des corrélats neuronaux des fonctions cognitives chez l'homme normal ainsi que chez des patients, en particulier les patients devant subir une intervention neurochirurgicale. Surtout, l'IRM permet, au sein d'une modalité d'imagerie unique, l'accès à la fois à la fonction et à l'anatomie, simplifiant grandement l'intégration anatomo-fonctionnelle des résultats obtenus.

Il reste qu'on peut s'interroger sur la pertinence des études 'cartographiques' du fonctionnement cérébral. La connaissance exhaustive (si elle est jamais possible) d'un éventuel '*brainome*' humain (le terme a été utilisé) pourrait-elle apporter autant que celle du génome humain qui est maintenant à notre portée, ou que l'exploration géographique de notre planète des siècles précédents ? En fait la question doit être posée en d'autres termes. Dès lors que le code génétique et la mécanique d'expression des gènes sont connus, au moins dans leurs grandes lignes, les multiples potentialités offertes par la connaissance du génome apparaissent clairement. En ce qui concerne la 'fonction' cérébrale, le 'code neural', s'il existe, n'est pas encore apparu. Le véritable enjeu n'est donc peut-être pas de savoir que la région de Broca est impliquée dans le langage, mais plutôt de savoir ce qui se passe dans les neurones de cette région, mis en relation permanente ou transitoire avec les neurones d'autres régions, de telle sorte que le traitement de l'information qui s'y déroule rend compte de la plus ou moins grande spécialisation de cette région dans le langage. Les études cartographiques actuelles ont pour objectif, en partie, d'approcher cette question par recoupement. L'utilisation de l'imagerie comme outil de ségrégation fonctionnelle permettant l'inventaire des fonctions cognitives 'activant' une région donnée et des régions 'activées' par une fonction cognitive bien caractérisée devrait nous aider, en effet, à mieux cerner le rôle de chaque région et à affiner les modèles fonctionnels existant. Pourtant, il serait fort profitable de pouvoir coupler les connaissances acquises chez l'animal par des enregistrements unitaires ou d'assemblées de neurones avec l'approche macroscopique de l'imagerie chez l'homme. Les résultats récents montrant la faisabilité de l'IRMf sur des primates entraînés sont, à ce titre, très encourageants. Mais on peut encore envisager que l'imagerie donne accès chez l'animal comme chez l'homme à une analyse à l'échelon microscopique du fonctionnement cérébral. Il est aujourd'hui possible de suggérer à partir de résultats récents, que l'IRM, grâce à sa sensibilité à certains paramètres physiques, comme la diffusion moléculaire, permet d'accéder à des phénomènes fonctionnels ou structuraux microscopiques chez l'homme.

L'IRMf AUJOURD'HUI

Principes

L'IRMf et la TEP reposent sur un principe commun postulé à la fin du siècle dernier par Roy et Sherrington, observé par Penfield et vérifié par les travaux de Kety, Sokoloff et Lassen. Ce principe est que les régions activées s'accompagnent d'une augmentation locale transitoire du débit sanguin (et du métabolisme). Les mécanismes et raisons de cette augmentation sont encore très mal connus et l'objet de nombreux travaux. Il semble en effet que la consommation en oxygène n'augmente que très peu (moins de 10%) pendant l'activation, alors que l'augmentation de débit est bien plus importante (pouvant atteindre 50% ou plus). Il reste que l'IRMf et la TEP sont capables, par des procédés physiques radicalement différents, de produire des images représentant quantitativement ou qualitativement le débit sanguin cérébral en chaque point du cerveau. Les variations locales de signal détectées dans ces images, obtenues dans des conditions de stimulation sensorimotrices ou cognitives, peuvent donc, sous certaines conditions, être interprétées comme des changements locaux d'activité cérébrale.

Alors que les études de la plupart des équipes de sciences cognitives utilisant la technique de la TEP sont basées sur la comparaison d'un état contrôle ('repos') et d'un état activé, celles réalisées par IRMf apparaissent radicalement différentes. L'IRMf n'impose plus la condition de l'acquisition d'une image par état, mais permet des paradigmes plus flexibles avec de nombreuses acquisitions pour suivre des conditions multiples au décours temporel variable. Les systèmes d'IRM, qui ne nécessitent pas de lourds et onéreux laboratoires de radiochimie, sont déjà installés dans de nombreux hôpitaux et centres de recherche.

Des travaux pionniers ont montré dès la fin des années 1980 que l'IRM pouvait être sensibilisée au débit sanguin cérébral (perfusion). C'est à partir de ces travaux préliminaires de faisabilité qu'est apparue l'idée d'utiliser l'IRM pour "voir" l'activité cérébrale. Nous avions montré, en effet, que l'imagerie de "diffusion moléculaire", technique que nous venions alors de mettre au point, pouvait être utilisée pour accéder à la "perfusion" (imagerie "IVIM")[1]. Le mouvement de l'eau dans les capillaires perfusés dont l'orientation géométrique est quasi aléatoire à l'échelon microscopique, peut être assimilé à un processus de pseudo-diffusion. Des images d'activation visuelles ont été obtenues dès 1986 avec ce procédé. La venue du concept BOLD (blood oxygen dependent contrast), bien plus sensible, a rendu alors obsolète la méthode IVIM qui nécessite un excellent rapport signal/bruit. Toutefois, la méthode IVIM permet potentiellement de mieux comprendre les effets respectifs de la perfusion et de l'oxygénation lors de l'activation cérébrale. C'est pourquoi plusieurs équipes se sont récemment intéressées à cette approche. Des résultats très récents et préliminaires de notre groupe utilisant les imageurs d'aujourd'hui qui sont bien plus performants, montrent que la méthode IVIM pourrait être en fait très sensible à l'activation cérébrale.

Les agents de contraste paramagnétiques comme les dérivés des chélates de Gadolinium qui modifient les propriétés de relaxation T1 et T2 des protons de l'eau ont aussi été proposés. En injectant cet agent de contraste paramagnétique en bolus dans la circulation on peut obtenir des images du volume sanguin cérébral ou, sous certaines conditions, du débit sanguin. Le transit du bolus dans les microvaisseaux de cerveau se traduit par une baisse locale et transitoire du signal qui peut être mesurée en temps réel et traduite, en image approximative et relative, du volume et du débit sanguin. Cette méthode a été utilisée pour montrer qu'il était possible de

[1] IVIM : intravoxel incoherent motion.

visualiser l'activité cérébrale par IRM via les variations de volume sanguin cérébral dans le cortex visuel primaire induites par des flashs lumineux, en comparant les images de débit sanguin acquises avant et pendant la stimulation. Malheureusement l'agent de contraste doit être injecté deux fois, lors de la condition de repos et lors de la condition activée, puisque c'est la soustraction des images de volume sanguin calculées pour ces deux conditions qui révèle l'augmentation de volume sanguin dans la région activée. Il faut attendre 20 à 30 minutes entre les deux injections, afin que le premier bolus soit éliminé de la circulation (élimination rénale). Cette limitation importante, associée au fait que seules quelques coupes cérébrales peuvent être acquises, qu'un seul état cognitif peut être étudié à la fois, et que les études répétées chez le même sujet sont exclues, ont fait que cette approche n'est pas utilisée dans l'exploration cognitive. Par contre, les agents de contraste paramagnétiques sont aujourd'hui utilisés en pratique radiologique courante pour donner des indications sur la perfusion cérébrale.

La méthode de loin la plus utilisée aujourd'hui pour l'IRMf est la méthode 'BOLD' qui exploite les propriétés magnétiques de l'hémoglobine contenue dans les globules rouges. On sait depuis les travaux de Pauling qu'alors que l'oxyhémoglobine est diamagnétique et invisible en IRM, la déoxyhémoglobine, paramagnétique du fait de l'existence d'électrons célibataires, s'aimante très faiblement dans un champ magnétique. Ainsi, la susceptibilité magnétique du sang contenant de la déoxyhémoglobine est-elle légèrement différente de celle du tissu environnant. Il en résulte un gradient de champ magnétique local qui s'étend au-delà des parois des vaisseaux. Les noyaux d'hydrogène des molécules d'eau se trouvant dans une sorte de manchon autour de ces vaisseaux voient donc leur effet de résonance perturbée, ce qui se traduit par une accélération de leur relaxation et une disparition prématurée du signal provenant de ces noyaux, et donc un abaissement global du signal. Le sang artériel arrive saturé en oxygène tandis que le sang veineux a une teneur en oxy et déoxyhémoglobine modulée par la consommation en oxygène du tissu cérébral. La présence de déoxyhémoglobine dans le sang, du fait du métabolisme oxydatif basal du tissu, abaisse en permanence le niveau du signal IRM. Cet effet a d'abord été mis en évidence chez l'animal en faisant varier la teneur en oxygène de l'air inspiré. La suppression de l'oxygène entraîne une baisse importante du signal parallèle à la désaturation de l'hémoglobine. Dans le cadre de l'activation cérébrale physiologique, il existe une importante augmentation de débit sanguin local durant l'activation apportant un sang saturé en oxygène, alors que la consommation en oxygène dans la région activée n'augmente que peu. Il en résulte une diminution nette de la teneur locale en déoxyhémoglobine et donc, par un double effet négatif, une remontée du signal qui peut être détectée, bien que très faible (de l'ordre de quelques pour-cent).

Les mécanismes biophysiques microscopiques à l'origine de l'effet BOLD ne sont pas encore complètement élucidés et plusieurs théories sont proposées pour rendre compte des effets de la géométrie du lit capillaire et de la présence de vaisseaux de taille variable, de la densité d'érythrocytes, de la valeur et de l'orientation du champ magnétique ou de la technique d'imagerie IRM utilisée. Il reste que l'IRMf n'est qu'un outil indirect: les changements de débit sanguin et d'oxygénation restent lents (comparés au fonctionnement neuronal) et secondaires. La résolution temporelle de l'IRMf par la méthode BOLD est intrinsèquement limitée par la constante de temps de la réponse hémodynamique (de l'ordre de quelques secondes, alors que les images peuvent être acquises avec une résolution de moins de 100 millisecondes). Des travaux récents suggèrent qu'il serait possible, sous certaines hypothèses, de déconvoluer la réponse hémodynamique du signal mesuré afin d'obtenir une chronométrie des régions activées avec une précision de l'ordre de quelques centaines de millisecondes (IRMf "évènementielle"). De même la résolution spatiale est limitée par principe puisque les vaisseaux sanguins drainent ou irriguent des territoires dont la taille est variable en fonction du diamètre des vaisseaux. Un vaisseau à l'origine d'un effet BOLD peut donc se trouver à distance de la région cérébrale réellement activée. Il est donc très important d'avoir une idée de la gamme de sensibilité de l'effet BOLD à la taille des vaisseaux. Selon la technique utilisée et l'intensité du champ magnétique, cette taille peut varier du domaine micrométrique au domaine millimétrique.

Réalisation et applications

Le cœur d'une étude IRMf est bien sûr le 'paradigme' cognitif (démarche expérimentale) dont la finalité est de répondre à une question, d'un point de vue physiologique ou pathologique. La séquence temporelle des états cognitifs induits par le paradigme est fondamentale car elle doit s'adapter et se synchroniser avec l'acquisition des images. Jusqu'à présent la plupart des paradigmes ont consisté en une alternance de périodes de “repos” et d’activité. La possibilité de réaliser cette alternance permet d’augmenter le rapport contraste/bruit quand la chronologie du paradigme et l’aspect dynamique de la réponse cérébrale sont prises en compte dans le traitement des données (cf. infra). Les effets de la fatigue ou de l’habitude sont toutefois à considérer, et certains paradigmes impliquant la mémoire ou des effets persistants (goût, système vestibulaire,...) s’accommodent mal d’une alternance repos/activation. Un progrès important est donc apparu dans l’IRMf “évènementielle”. Il est, en effet, désormais possible de produire des images fonctionnelles à partir de stimuli individuels, voire uniques et non plus à partir de blocs de plusieurs dizaines de secondes où les sujets répètent les mêmes tâches. Cette nouvelle voie permet de présenter des stimuli de manière pseudo-aléatoire, évitant ainsi tout effet d’habitude ou d’anticipation. Mieux encore, la performance des sujets peut être enregistrée (temps de réaction par exemple) et les données analysées en fonction de cette performance, pour chaque individu et pour chaque stimulus.

Une étape importante en IRMf est celle de l’analyse des données. Si les images ne sont pas traitées avec grand soin, le manque de sensibilité et de spécificité qui en résulte peut conduire à des résultats incorrects: certaines régions activées ne sont pas détectées et d’autres, apparemment activées, ne sont que des artéfacts. Il n’est pas exceptionnel de produire 10000 à 20000 images par sujet au cours d’une session. Les images doivent d’abord être corrigées pour les effets du mouvement de la tête. Par une combinaison de rotations et de translations dans l’espace tridimensionnel les images sont recalées sur une image prise pour référence. Ces algorithmes de recalage ont été développés pour la TEP, mais les exigences de l’IRMf sont plus contraignantes du fait de la meilleure résolution des images et de la petitesse de l’effet BOLD. D’autres algorithmes doivent être utilisés, par exemple pour corriger les déformations géométriques des images. Ensuite il faut extraire les régions des images où le signal a changé de manière significative pendant les phases d’activation. Plusieurs techniques ont été proposées. L’issue du calcul est la création d’une image ou carte d’activation où la valeur d’une variable statistique est représentée par différents seuils de gris (Fig.1). Un seuillage peut intervenir à différents niveaux: les pixels avec rapport signal/bruit insuffisant ou non significatifs peuvent être supprimés. L’attribution de la significativité statistique reste une étape difficile car il faut tenir compte de la corrélation temporelle et spatiale contenue dans les signaux du fait de la nature hémodynamique de la réponse BOLD.

Notre objet n'est pas de donner ici une revue de l'ensemble, maintenant considérable, des résultats obtenus avec l'IRMf dans le domaine des sciences cognitives. Rappelons simplement que les études de première génération ont retrouvé l'activation des cortex primaires (visuels, sensori-moteurs et auditifs), ce qui a permis, en partie, la validation de la méthode. Les études de seconde génération explorent la dépendance du signal IRM dans les aires corticales, sous-corticales ou cérébelleuses avec les paramètres des paradigmes, afin d'infirmer ou de confirmer les résultats de plusieurs décennies d'expérimentation physiologique ou comportementale. L'IRMf peut aussi détecter les aires corticales impliquées dans les processus cognitifs supérieurs propres à l'homme, comme le langage, l'idéation ou l'imagerie mentale afin d'en identifier les principaux réseaux fonctionnels.

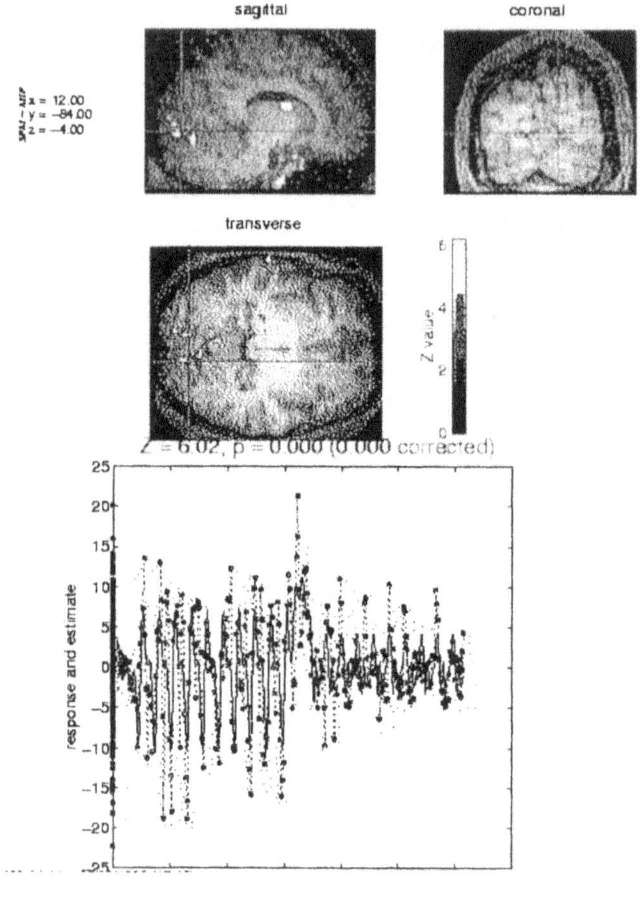

Figure 1 : Etude de l'imagerie mentale en IRMf évènementielle

Dans cette étude une série de noms d'animaux sont énoncés toutes les 28 secondes. Le sujet doit faire une image mentale de chaque animal pendant 6 secondes, puis répondre (mentalement) à une question se rapportant à un détail ou une propriété abstraite de l'animal en faisant appel une seconde fois à l'image mentale de l'animal. Cette carte d'activation obtenue par IRMf chez un témoin montre l'activation du cortex visuel primaire lors de la phase d'imagerie mentale. La courbe temporelle du signal dans cette région corticale permet d'objectiver que chaque image mentale individuelle donne lieu à une réponse détectable. Travail de I. Klein, A.L. Paradis, J.B. Poline, S. Kosslyn et D. Le Bihan.

Les études de troisième génération font appel aux paradigmes de type “évènementiel” dont la souplesse devient extrême. La possibilité d’étudier les réponses individuelles à des stimuli uniques offre des perspectives jusque là inaccessibles (Fig.1). Il devient désormais possible de "regarder le cerveau fonctionner" dans des conditions quasi identiques à celles de la vie quotidienne (mis à part le confinement dans l’aimant qui reste un obstacle non négligeable) et d’examiner l’origine des différences des réponses cérébrales (stratégie) et non plus seulement leurs effets de moyenne. Les bases neurales de la conscience peuvent être appréhendées (stimulation subliminale). Des résultats récents montrent que des processus mentaux, encore rudimentaires, peuvent être reconstitués à partir des images, suggérant que de telles études pourraient un jour permettre d’accéder, dans des conditions expérimentales bien définies, à certains comportements mentaux, ce qui soulève, bien sûr, des questions d’éthique importantes. Enfin, la possibilité d’utiliser l’IRMf évènementielle pour des études de chronométrie (ordre temporel d’activation des régions) reste à démontrer, bien que des travaux récents aient permis de détecter des décalages temporels de quelques centaines de millisecondes.

L’IRMf a aussi un grand potentiel clinique, en neurologie, en neurochirurgie et peut-être en psychiatrie. Une cartographie fonctionnelle des parties cérébrales à retirer ou préserver peut être obtenue en phase pré-opératoire, chez des patients porteurs de tumeurs, de malformations vasculaires ou atteints d’épilepsie rebelle au traitement médical. L’IRMf du langage pourrait permettre de latéraliser le langage, sans avoir recours à des procédures invasives comme le test de Wada qui repose sur l’injection carotidienne de barbituriques ou le placement d’électrodes sous-durales per-opératoires. Par contre, la détection des foyers épileptiques par IRMf reste difficile, bien que des résultats encourageants aient été montrés. Le caractère non invasif et non irradiant de l’IRMf lui donne l’avantage de pouvoir être répété chez un même patient, afin de suivre les changements fonctionnels pouvant apparaître au décours d’une affection neurologique progressive, de la récupération après un infarctus cérébral ou un traumatisme ou encore en réponse à un traitement. Comme les mouvements de la main non dominante sont associés à une activation cérébrale controlatérale, mais aussi homolatérale, la réorganisation du cortex sensitivo-moteur après un dommage cérébral unilatéral pourrait être suivie.

Afin de donner tout leur potentiel, les études en IRMf requièrent aujourd'hui des équipes aux expertises multiples (physique et instrumentation, statistique et traitement d'images, neurobiologie et physiologie, neuropsychologie, anatomie, neurologie, psychiatrie,...). Les méthodes, qui sont encore en développement, peuvent ainsi être adaptées sur mesure aux questions cognitives ou cliniques posées. Ces questions sont, elles aussi, affinées dans leur pertinence et leur approche expérimentale (paradigmes) pour s'adapter au mieux à la méthodologie disponible.

QUELLES PERSPECTIVES POUR L'IRM ?

L'IRMf est donc apparue comme un nouvel outil extrêmement puissant pour les sciences cognitives, offrant la possibilité d'examiner les aspects dynamiques des processus cérébraux liés à la cognition, de manière non invasive et à l'échelle de l'individu. Des progrès restent à accomplir pour optimiser la méthode 'BOLD' et mieux en comprendre les mécanismes. Il reste à répondre à d'importantes questions relatives au couplage de l'activité neuronale ou synaptique avec la réponse hémodynamique mesurée, ainsi qu'au choix d'une stratégie optimale quant aux paramètres d'acquisition. A l'autre extrémité, les méthodes utilisées pour le traitement des données doivent être développées et optimisées, qu'il s'agisse des modèles permettant la validation statistique des données ou des outils permettant de recaler, fondre, normaliser et segmenter les images afin d'identifier anatomiquement les régions activées. On peut donc espérer disposer dans quelques années d'une sorte de catalogue fonctionnel de l'ensemble des régions cérébrales, indiquant leur implication dans tel ou tel processus sensorimoteur ou cognitif et leur association au sein de réseaux (connectivité fonctionnelle, connectivité effective). Les données sont déjà extrêmement nombreuses et certains groupes proposent de les associer au sein de bases de données informatisées. Dans ces bases peuvent rentrer les localisations des foci activés en fonction des paradigmes, ainsi que des données sur les récepteurs ou la cyto/myeloarchitectonie obtenues chez l'animal ou à partir de la littérature (patients). Les données proviennent de sources multiples et nombreux problèmes de normalisation anatomique et de fusion de données restent à résoudre. L'idéal serait bien sûr de disposer de ces informations à titre individuel.

Pourtant, comme il a été évoqué en introduction, la compréhension du fonctionnement du cerveau humain dépasse de loin cette étape d'exploration, pourtant indispensable. En effet, si une question fondamentale est de savoir ce qu'est réellement la "fonction cérébrale" ("What does the brain compute?"), une autre est de savoir comment y accéder. Pour cela on doit pouvoir accéder à l'unité fonctionnelle que constitue le neurone et ses synapses. Cajal parlait des neurones comme des "mystérieux papillons de l'âme dont les battements d'ailes pourraient peut-être un jour révéler les secrets de la vie mentale". Jusqu'à présent l'activité neuronale (potentiel d'action) ne peut être enregistrée que chez l'animal (en dehors des études réalisées en per-opératoire chez certains patients). Malheureusement, les enregistrements qui restent difficiles à réaliser et analyser même chez l'animal, sont le plus souvent "unitaires" ou ne portent en général que sur quelques dizaines de neurones dans une région cérébrale donnée. A la lumière des nombreux travaux qui ont montré une synchronisation transitoire (dizaines de millisecondes) de groupes de neurones, il serait souhaitable de pouvoir détecter des relations temporelles transitoires entre des groupes de centaines ou de milliers de neurones largement distribués.

Objectifs

Sera-t-il possible d'atteindre in vivo, de manière totalement noninvasive une résolution spatiale approchant des clusters d'une centaine ou d'un millier de neurones avec l'IRM ou une autre modalité d'imagerie? Une telle méthode permettrait d'étendre et de faciliter les études chez l'animal et pourrait être utilisée chez l'homme pour étudier les fonctions cognitives supérieures qui lui sont propres. La technique doit être sensible à l'activité neuronale et synaptique, à travers des phénomènes physico-chimiques directs et mesurables (et non plus le débit sanguin). De plus, la mise en évidence de la connectivité fonctionnelle nécessite une résolution temporelle très fine que seules les méthodes électro- ou magnéto-encéphalographiques atteignent aujourd'hui, mais avec une résolution spatiale très limitée. L'imagerie optique a potentiellement une excellente résolution spatiale et temporelle, mais reste invasive et limitée à un champ de vue très réduit. Cette technique a certainement un avenir important en neurosciences et mérite qu'on s'y intéresse.

Le principe de codage temporal à travers la synchronisation de clusters neuronaux suppose aussi que les voies de communication entre réseaux soient connues. En effet, des potentiels d'action arrivant simultanément dans un cluster donné doivent avoir été émis par d'autres clusters à des instants différents pour tenir compte de leur temps de transferts le long des axones. Les faisceaux de fibres axonales constituent donc de véritables "lignes à retard" dont l'effet doit avoir été intégré dans les algorithmes de traitement de l'information. L'étude des faisceaux de substance blanche est donc fondamentale, non seulement pour l'anatomie macroscopique, mais aussi pour établir des cartes de connectivité anatomo-fonctionnelle entre régions à partir d'une myéloarchitectonie individuelle. L'accès direct à des paramètres comme la longueur des fibres et leur diamètre qui conditionne la vitesse de propagation des potentiels d'action apparait hautement souhaitable. D'autre part, l'étude de l'acquisition de fonctions cognitives en fonction du degré de myélinisation des fibres dont dépend la conduction axonale devrait apporter des informations très utiles. L'imagerie neurofonctionnelle chez l'enfant, permise par le caractère non invasif de l'IRM, apparait comme une approche nouvelle très prometteuse, complétant les études réalisées dans le passé chez les patients cérébro-lésés et aujourd'hui chez les volontaires sains.

Le principe de correspondance entre anatomie et fonction, sur lequel repose l'ensemble de l'imagerie neurofonctionnelle, est certainement bien établi, du moins à l'échelle de l'anatomie macroscopique. La nomenclature de classification des aires fonctionnelles en gyri et sillons d'une part, et en aires cytoarchitectoniques de Broadman d'autre part, doit pourtant être sérieusement remise en question si on souhaite aborder la connectivité neurofonctionnelle à un niveau plus fin. Cette classification a en effet été établie il y a longtemps, à partir de techniques anciennes et de cerveaux uniques. La très grande variabilité interindividuelle en partie liée à des facteurs génétiques et à la plasticité cérébrale, fait qu'une région active dans un processus cognitif donné chez un individu donné n'a aucune raison de correspondre exactement sur le plan spatial aux limites d'une aire de Broadman particulière ou d'un gyrus. Il est vraisemblable que l'algorithme (ou les algorithmes) qui prend place dans cette région (et qui lui donne son caractère plus ou moins spécifique sur le plan fonctionnel) est en partie lié à l'agencement et à la nature des neurones dans cette région du cortex. Il serait donc intéressant de disposer d'une méthode d'imagerie nous donnant accès à cette information, c'est-à-dire à une cytoarchitectonie individuelle.

IRM de diffusion

L'IRM de diffusion qui mesure les mouvements moléculaires de l'eau, est un marqueur très sensible à la structure dynamique des tissus, à l'échelon microscopique, comme l'agencement spatial et la taille des cellules. Des données préliminaires montrent que cette technique donne accès aux changements dynamiques tissulaires qui accompagnent une activité neuronale corticale importante (extra-physiologique) et à l'orientation dans l'espace de gros faisceaux de fibres axonales myélinisés dans la substance blanche. L'exploration du potentiel de l'IRM de diffusion permettra la mise en évidence directe et non invasive de l'activité du complexe neurone/glie (synapses) lors de stimulations sensorimotrices ou cognitives, à l'accès à la connectivité anatomo-fonctionnelle et au transfert d'information entre régions (axones, myéloarchitectonie) ainsi qu'à la différenciation de l'organisation cellulaire corticale (neurones, cytoarchitectonie).

L'IRM de diffusion, développée par notre groupe depuis 1985 permet de produire des images représentant la distribution spatiale du coefficient de diffusion moléculaire, en particulier de l'eau. Cette technique est très vite apparue comme potentiellement extrêmement puissante pour l'étude des tissus biologiques. En effet, en 100 ms (temps de mesure typique avec les séquences d'IRM de diffusion actuelles), les molécules d'eau diffusent sur une distance d'environ une dizaine de microns. Cette diffusion peut être restreinte ou entravée à cette échelle microscopique par différents obstacles, comme les membranes cellulaires, la myéline, les fibres... L'imagerie de diffusion peut donc donner accès à la structure microscopique des tissus, de manière dynamique, alors que la résolution des images reste millimétrique. De plus, fait exceptionnel en IRM, la diffusion peut être mesurée de manière absolue ce qui permet des comparaisons dans le temps (évolution d'une pathologie, effet d'un traitement), d'un système à un autre ou d'un site à l'autre, sans normalisation.

En neurologie, l'IRM de diffusion a montré son potentiel dans deux domaines importants, l'ischémie cérébrale et l'étude de la substance blanche.

Ischémie cérébrale:

Le coefficient de diffusion est abaissé dans les premières minutes dans le territoire ischémié par une ligature artérielle chez l'animal. Ce ralentissement diffusionnel est associé à l'œdème cytotoxique qui accompagne l'arrêt métabolique (envahissement ionique de l'espace intracellulaire du fait de la défaillance des pompes Na/K). La baisse de la diffusion est vraisemblablement liée au gonflement cellulaire qui en résulte, mais le mécanisme exact n'est pas encore clair (augmentation de la tortuosité dans le milieu extracellulaire?). Chez l'homme, ces résultats ont été confirmés et l'IRM de diffusion permet de repérer la région ischémiée dès les premières heures quand une partie du tissu cérébral ischémié peut éventuellement être restauré, alors que l'IRM conventionnelle n'apparait anormale que plusieurs heures plus tard (œdème vasogénique). La méthode est aujourd'hui en évaluation clinique.

Substance blanche:

La diffusion de l'eau dans la substance blanche est anisotrope. Dans la direction perpendiculaire aux axones, la diffusion est plus faible que dans la direction parallèle. Cette anisotropie est liée au fait que les molécules d'eau rencontrent plus de barrières perpendiculairement aux axones (membranes axonales et gliales, myéline). L'origine exacte de cette anisotropie (composantes intra-axonales et extracellulaires) n'est pas encore totalement élucidée, mais la faisabilité de déterminer l'orientation des fibres de l'espace à partir de l'anisotropie de diffusion a été démontrée. Pour cela, la diffusion est considérée comme un tenseur dont les éléments peuvent être estimés par une série de mesures en IRM de diffusion. L'imagerie du tenseur de diffusion a déjà montré son potentiel pour l'étude des pathologies de la substance blanche (affections démyélinisantes primaires comme la sclérose en plaque, atteintes secondaires comme dans la dégénérescence Wallérienne, maladies d'Alzheimer, de Creutzfeld-Jacob). L'anisotropie de la diffusion dépendant du degré de myélinisation des axones, il a été montré que l'imagerie de diffusion permet de suivre le processus de myélinisation chez l'enfant, le nouveau-né ou le prématuré voire même *in utero* afin d'en détecter le retard. Des anomalies de connectivité de la substance blanche frontale ont aussi été rapportées chez le schizophrène.

Ainsi, l'IRM de diffusion apparaît-elle comme un marqueur très sensible à certains paramètres déterminés par la structure des tissus à l'échelon microscopique, comme l'agencement spatial des fibres de myéline et la taille des composants cellulaires du tissu cérébral, neurones et cellules gliales. Cette sensibilité ouvre la voie à d'intéressantes perspectives dans le domaine de l'imagerie neurofonctionnelle.

Une approche radicalement différente de l'IRMf actuelle serait de détecter les changements du coefficient de diffusion de l'eau qui pourraient résulter de l'activation neuronale. Cette activation serait alors observée directement et non pas à travers la perfusion. Cette possibilité est suggérée par les faits expérimentaux suivants : 1/ La diffusion de l'eau dans le cerveau est sensible à la taille cellulaire et aux flux moléculaires et ioniques entre les compartiments intra et extracellulaires, comme le montrent les résultats observés dans l'ischémie cérébrale, ainsi que dans les modifications induites de la taille cellulaire par des agents hyper/hypoosmotiques ; 2/ L'hyperactivation corticale induite chez l'animal (chat, rat) par des agents pharmacologiques (biccuculine), ioniques (K^+) ou l'état de mal épileptique, s'accompagnant d'excitation corticale propagée ("spreading depression"), entraîne une baisse propagée détectable de la diffusion associée à un gonflement cellulaire local. Ces données conduisent donc à penser que la détection directe de l'activité neuronale à travers les changements dans la structure tissulaire et des échanges moléculaires et ioniques qui l'accompagnent, pourrait être envisagée à partir de l'imagerie de diffusion. Il reste à évaluer quantitativement l'amplitude de ces changements et leurs conséquences en terme de diffusion de l'eau pour en apprécier la faisabilité.

D'autre part, l'imagerie du tenseur de diffusion permet d'obtenir des informations quantitatives sur l'orientation des faisceaux de substance blanche dans l'espace et donc sur la connectivité anatomique à l'échelle individuelle. En effet, puisque le coefficient de diffusion de l'eau lorsqu'il est mesuré dans une direction donnée dépend directement de l'orientation des fibres axonales par rapport à cette direction, il est possible de reconstituer, à partir des images du tenseur de diffusion, l'orientation des fibres dans l'espace point par point. Des résultats préliminaires concernant la faisabilité de cette "tractographie" ont été obtenus par notre groupe chez des sujets normaux pour les faisceaux majeurs (corps calleux, faisceau pyramidal,...) (Fig.2). A terme, cette approche doit nous permettre d'établir les liens de connectivités anatomiques supportant la circulation d'information entre foci activés.

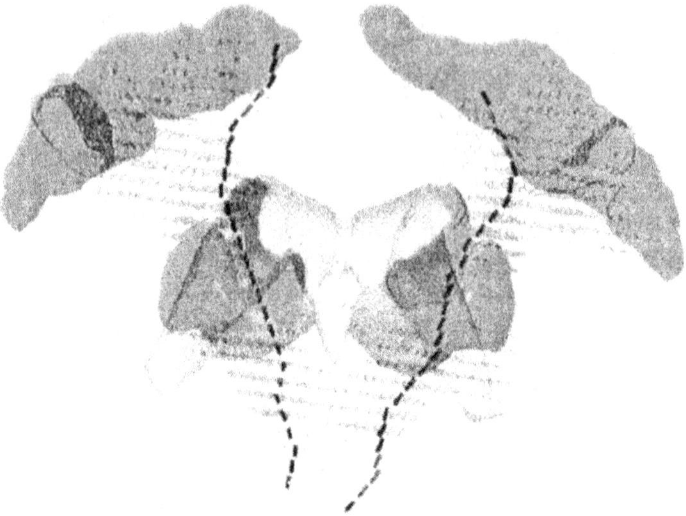

Figure 2 : Connectivité anatomo-fonctionnelle par IRM de diffusion

Cette représentation tri-dimensionnelle de structures anatomiques (corps calleux, noyaux gris, cortex moteur primaire et ventricules cérébraux) a été obtenue par segmentation d'images IRM acquises chez un sujet témoin. Les fibres d'un fascicule du faisceau pyramidal partant d'une sous-région du cortex moteur peuvent être connectées et suivies dans leur trajet à partir des informations sur leur orientation, dérivées d'images du tenseur de diffusion de l'eau. Travail de J.F. Mangin, C. Poupon, C. Clark, V. Frouin et D. Le Bihan.

La combinaison de l'IRMf et de l'imagerie de diffusion offre un potentiel considérable dans les études du développement cognitif chez l'enfant, permettant de mettre en rapport l'apparition ou l'évolution de fonctions cognitives avec la myélinisation de certaines régions cérébrales.

CONCLUSION

Aujourd'hui l'IRM a déjà prouvé qu'elle était un outil irremplaçable pour l'exploration de la cognition humaine à travers la corrélation entre anatomie et fonction, autant chez l'homme sain que chez le patient. Les services que l'on peut rendre à ces derniers, en neurologie, en neurochirurgie, en psychiatrie, justifient les efforts importants qui doivent être accomplis pour insérer l'IRMf dans la recherche clinique et progressivement dans la pratique clinique, avec les problèmes que cela pose en termes de disponibilité des imageurs IRM, de la formation du personnel en charge de ces explorations et de la présence d'équipes pluridisciplinaires. Au-delà, il est clair que les développements méthodologiques fondamentaux en neuro-imagerie doivent demain s'efforcer d'atteindre *in vivo*, de manière totalement non invasive, une résolution spatiale approchant des clusters d'une centaine de neurones et une résolution temporelle de quelques millisecondes. Qu'il s'agisse de l'IRM ou d'une autre modalité, il reste à identifier des phénomènes physico-chimiques (autres que le débit sanguin) qui sont directement corrélés au fonctionnement neuronal et synaptique et qui sont mesurables par l'imagerie. Avec ces performances il est certain que l'imagerie devra jouer un rôle considérable dans le déchiffrage du "Code Neural", aux côtés d'autres disciplines comme la génétique et la biologie moléculaire. Nul doute que le siècle qui arrive nous réserve de grandes surprises.

Troisième Partie

PRIMAUTE DE LA DEMARCHE CLINIQUE

L'INEVITABLE CLINIQUE

Pierre Gallois
ancien chef de service de médecine interne,
Président fondateur de l'Union nationale des associations
pour la formation médicale continue.

L'acte médical a longtemps été considéré comme une entité où l'élément relationnel semblait souvent plus important que la composante technique. Avec la formidable évolution scientifique de ces 50 dernières années, l'aspect technique est devenu progressivement dominant, au point de faire oublier la part relationnelle. Cette médecine technique se concrétise par une décision qui parait essentiellement conditionnée par les données scientifiques, auxquelles se sont surajoutées, de plus en plus prégnantes, les contraintes économiques.

La nécessité de la prise en compte de ces deux exigences a été à l'origine, depuis une vingtaine d'années, d'une série d'études et de réflexions sur la décision médicale, initialement dans les pays anglo-saxons, mais aussi en France depuis une dizaine d'années[1]. La composante scientifique de la décision médicale a été particulièrement explorée, notamment à travers le mouvement dit "evidence-based medicine" développé à partir de l'Université canadienne Mac Master[2, 3]. En même temps se sont multipliées les études d'évaluation médico-économiques des stratégies diagnostiques et thérapeutiques.

Parallèlement se sont développées les réflexions sur la relation médecin-malade, en particulier depuis Michael Balint en 1957[4]. Ces deux types de recherches sont restés longtemps parallèles. Il apparaît actuellement un mouvement de réflexion tendant à les réunir et les études dans ce

---

[1] Grenier B. Décision médicale. Analyse et stratégie de la décision dans la pratique médicale. Masson ed. Paris, 1990

[2] Evidence-based medicine working group. Evidence-based medicine: a new approach to teaching the practice of medicine. JAMA 1992; 268: 2420-2425

[3] Sackett D. Evidence-based medicine. Lancet 1995; 346; 1171

[4] Balint M. Le médecin, son malade et la maladie, Payot ed. Paris, 1988 (1° éd 1957)

sens se multiplient, comme en témoigne un essai du Journal of American Medical Association intitulé "patient-centred medicine"[5].

Je voudrais dans cet esprit, à partir de l'expérience de 50 ans d'exercice médical et de responsabilités professionnelles, tenter de montrer que la décision médicale ne peut se concevoir sans respecter et prendre en compte ses deux principales composantes: d'une part les données scientifiques, et les conséquences économiques qu'elles entraînent, d'autre part l'application à une personne de ces données. Le progrès scientifique et technique que j'ai eu la chance de vivre, l'évolution de la société qui l'a accompagné, ont certes profondément modifié la relation du médecin avec son (le) malade, comme les conditions de l'acte (activité) médical et de la décision qui en est la conclusion. Il reste cependant impératif et possible de concilier l'approche scientifique et le respect de la personne. Je voudrais montrer que dans le domaine médical, une décision qui ne prend en compte que les données préétablies, sans les adapter à la personne à qui elles sont destinées, est une décision plus scientiste que scientifique.

J'ai choisi de centrer cette réflexion sur la décision médicale ou plutôt la décision en médecine, en raison de l'importance prise par la décision, ses tenants et aboutissants, parce que c'est au niveau de l'analyse du processus décisionnel que l'on trouve le plus de modifications et peut-être de solutions aux évolutions que nous vivons.

Il y a 50 ans (et parfois encore dans les pays en voie de développement), l'acte médical était, en raison de la pauvreté des moyens disponibles, une relation purement duelle, entre le soignant et le patient. Actuellement, la décision en médecine, qui est la conclusion d'un échange, ne fait plus simplement intervenir, comme dans une relation marchande banale, l'offre et la demande, un demandeur et un fournisseur, mais quatre protagonistes:

- le malade ou plus simplement le patient, car au besoin de soulagement est venu se surajouter le désir de prévenir; mais ce patient reste une personne avec une demande et des attentes plus ou moins formulées, mais aussi, de plus en plus, des exigences;

- le médecin ou plutôt les médecins, car ce qui a le plus modifié l'acte médical et le processus décisionnel est l'émergence de la technique et de ses conséquences, la spécialisation, le travail en équipe ou en réseau.

---

[5] Laine C. Davidoff F. Patient-centred medicine. A professionnal evolution. JAMA; 1996; 275; 152-156

- le troisième protagoniste est abstrait, mais omniprésent en arrière plan, aussi bien chez le patient que chez les médecins : il s'agit des données scientifiques qui, avec leur codification, sont à la base de la décision.

- un quatrième partenaire est de plus en plus envahissant, et ne peut plus être ignoré: c'est le payeur, l'économiste, la collectivité qui introduit dans la décision des règles, des contraintes, des limitations.

Et l'on a souvent l'impression ou la crainte, que les deux derniers acteurs veulent encadrer la décision médicale, la mettre en fiches, la réduire à l'état de données informatisées et éventuellement rationnées.

Je voudrais montrer que, malgré tout, la décision médicale est, doit et peut rester une décision interpersonnelle, entre deux personnes et qui n'a de justification finale que vis-à-vis de la personne à qui elle est destinée.

Nous serons ainsi amenés à analyser d'abord en quoi consiste la décision médicale, ses facteurs constituants, les caractéristiques "opérationnelles" de chacun d'entre eux, et dans une seconde partie comment ces données doivent influencer notre manière d'utiliser le système de soins.

L'EXERCICE MEDICAL ET LES COMPOSANTES DE LA DECISION MEDICALE

L'exercice médical traditionnel était une rencontre entre deux personnes, une rencontre d'une demande et d'un savoir, mais aussi "d'une confiance et d'une conscience", comme l'avait bien dit un ancien Président de l'Ordre des médecins. Une formation de base, académique, enrichie par l'expérience suffisait à cette époque. Il n'en est plus de même actuellement, où, pour être opérationnelle et s'adapter à la rapide évolution des connaissances, la formation doit intégrer la capacité d'accueillir les données nouvelles, de les évaluer et de les utiliser. C'est donc entre deux définitions de la formation qu'il faut choisir.

Une définition académique

La formation médicale que j'ai reçue, et celle que reçoivent encore trop souvent les médecins actuels, était centrée sur la connaissance du fonctionnement de l'organisme et de ses divers organes, et sur la description des maladies. Elle s'identifiait assez bien au traditionnel découpage des questions posées au concours de l'internat: signes, diagnostic et traitement de telle ou telle maladie.

Une telle formation a deux inconvénients qui étaient moins importants il y a 50 ans que maintenant:

- elle aboutit à une formation découpée, centrée sur la maladie et non sur le patient. Cela était corrigé par la formation clinique, au lit du malade, donnée dans des services hospitaliers non spécialisés par des enseignants qui exerçaient aussi en ville. Il n'en est plus de même actuellement: l'enseignement est presque totalement réalisé par organes, et la formation clinique s'effectue le plus souvent dans des services hyper-spécialisés dont l'activité et les responsables sont dominés par les préoccupations techniques de leur domaine.

- elle privilégie aussi l'accumulation des connaissances plutôt que l'apprentissage de leur utilisation pour une décision. Ceci était sans conséquences il y a 50 ans, les moyens diagnostiques et thérapeutiques étant limités, et grossièrement tous nécessaires dans la démarche de soin. Il n'en est plus de même actuellement où la multiplicité des moyens disponibles, leur renouvellement incessant, nécessitent un choix et une hiérarchisation, une véritable stratégie établie en fonction de l'objectif à atteindre.

Une définition opérationnelle

Le bon usage des moyens à notre disposition, l'écart croissant entre les attentes des patients et les propositions des médecins, amènent à proposer une autre définition de l'exercice médical, et des modalités de formation du médecin, centrée sur l'apprentissage de la décision. Ce sont les Canadiens de l'Université Mac Master qui ont ouvert la voie dans cette direction il y a déjà une vingtaine d'années, avec une formation centrée sur la résolution de problèmes.

Dans cette optique, on peut identifier trois étapes de la décision :

- comprendre la plainte, la demande, l'attente.

- identifier les propositions (diagnostiques ou thérapeutiques) susceptibles de répondre à la demande du patient, en évaluer l'efficacité et surtout l'utilité dans ce contexte.

- présenter ces propositions au patient, et négocier avec lui leur mise en œuvre.

On voit déjà les différences par rapport à la démarche traditionnelle :

- la première étape est centrée sur le malade et non sur la maladie, l'organe. C'est l'étape de la rencontre, de l'écoute.
- la seconde vise à hiérarchiser les propositions en vue d'un objectif et en fonction d'une évaluation. C'est l'étape de l'analyse.
- la troisième, prenant en compte l'évolution sociologique de notre époque substitue à la relation d'autorité habituelle (illustrée par le langage traditionnel à connotation policière: interrogatoire, examen, ordonnance) une attitude d'écoute et de négociation. C'est l'étape de la décision.

Dans chacune de ces trois étapes interviennent, à des degrés différents, quatre facteurs, les quatre protagonistes que nous avons déjà cités:

- les données biomédicales, issues du savoir scientifique et de l'évaluation des méthodes et stratégies diagnostiques et thérapeutiques.
- les données et contraintes économiques et réglementaires.
- le patient, le malade, c'est à dire une personne dans son environnement
- le médecin lui-même, c'est à dire un individu dans sa subjectivité.

Nous nous proposons d'analyser plus en détail chacun de ces quatre facteurs, et de les replacer ensuite dans le cadre général de la décision médicale.

Les données biomédicales

Ce sont celles qui constituent le savoir du médecin, savoir acquis durant ses études, mais aussi durant son exercice par la formation continue. Elles constituent le socle sur lequel s'appuiera la décision. Elles résultent de la recherche et sont en principe fondées sur des arguments scientifiques. Cependant le niveau de preuve, le degré de validité de la preuve scientifique, est assez variable, parfois solide, souvent médiocre, relevant parfois plus de l'empirisme que de la preuve scientifique.

Cette exigence de validité scientifique a été rendue nécessaire par la multiplication des moyens mis à notre disposition, par la nécessité de choisir parmi ceux-ci en fonction de leur efficacité, de leurs risques potentiels, de leur coût, mais aussi de leur niveau de preuve[6]. C'est pour cela que des procédures d'évaluation sont mises en œuvre avec des méthodologies de plus en plus précises. Ces procédures s'appliquent à tous les éléments constitutifs de la démarche médicale: l'examen clinique, les examens à visée diagnostique, les thérapeutiques médicamenteuses ou non médicamenteuses, les méthodes de prévention et de dépistage. Il s'agit d'apprécier les capacités de la méthode étudiée à obtenir le résultat attendu, les risques inhérents à son emploi, et de comparer cette méthode à d'autres qui ont le même but et ainsi de définir sa place dans une stratégie d'utilisation.

Je me propose d'illustrer cela avec quelques exemples à propos des quatre principaux aspects de l'activité médicale: examen clinique, examens complémentaires, moyens thérapeutiques, action de prévention et de le replacer dans le cadre de l'information du médecin et de la décision médicale.

Examen clinique et examens complémentaires

Une des grandes caractéristiques de la médecine moderne a été le développement des moyens diagnostiques : multiplication et précision des examens biologiques sanguins et urinaires; utilisation de fibres de verre pour visualiser *in situ*, par endoscopie, les lésions du tube digestif, de l'arbre bronchique, de l'appareil urinaire; apparition de nombreuses méthodes d'imagerie: radiographies avec imprégnation des vaisseaux des divers organes, scanner, imagerie par résonance magnétique, utilisation des ultrasons (permettant de visualiser avec une précision étonnante les organes abdominaux, l'appareil urinaire, les vaisseaux et leur contenu, le cœur et son fonctionnement); explorations fonctionnelles du système nerveux, de l'appareil respiratoire, du fonctionnement digestif...

De ce fait, la phase clinique de l'acte médical, celle qui consiste à recueillir des informations par l'entretien et l'écoute, par l'examen du patient avec les yeux, les doigts et les oreilles (examen, palpation, auscultation), est volontiers qualifiée de subjective, incertaine, et beaucoup pensent, même

---

[6] Durieux P. et coll. Les recommandations pour la pratique clinique, in Matillon Y. et Durieux P. L'évaluation médicale, p 50-52, Paris, Masson 1994

parmi les médecins, que les nouveaux examens radiologiques, échographiques, endoscopiques et biologiques lui ont enlevé tout intérêt.

Il n'en est rien, bien au contraire, et les études actuelles, notamment d'origine nord-américaine[6, 7], démontrent le grand intérêt de l'examen clinique: d'une part il est évaluable et ses performances dans l'établissement d'un diagnostic n'ont, souvent, rien à envier aux examens modernes les plus sophistiqués; d'autre part les examens techniques voient leurs performances considérablement réduites s'ils ne sont pas précédés et orientés par un examen clinique. Enfin les examens techniques sont aussi dépendants de la performance de l'opérateur et de sa subjectivité, à l'égal des examens cliniques.

Deux exemples:

- l'électrocardiogramme d'effort est un examen largement employé pour le diagnostic de l'angine de poitrine coronarienne. C'est un bon examen dont les résultats sont justes dans 80% des cas. Ainsi, si on l'utilise chez une personne qui est suspecte de la maladie, sans que l'on puisse être formel, un examen positif rend quasi certain le diagnostic, et un examen négatif nécessite alors d'autres examens. Mais si la personne a des symptômes et des antécédents rendant quasi certaine la maladie, l'examen positif confirmera évidemment, mais un examen négatif a 9 chances sur 10 d'être un faux négatif. Il était donc inutile de le prescrire et la clinique aurait dû, le plus souvent, suffire pour le diagnostic. A l'inverse si l'on fait cet examen chez une personne qui n'a pratiquement aucune chance d'avoir la maladie (par exemple une jeune femme inquiète de "piqués" au niveau du cœur), du fait des caractéristiques même de l'examen, il y a une ou deux chances sur 10 que l'examen soit positif, mais cet examen positif sera pratiquement toujours un faux positif. On voit ainsi les inquiétudes créées à tort par un tel examen, par la cascade d'autres examens qui peuvent les suivre, alors que la simple clinique aurait dû rassurer à elle seule la patiente.

- Il existe chez un petit nombre d'hypertendus (environ 4 pour 1000) un adénome de la glande surrénale dont l'ablation permet la guérison de l'hypertension. Il existe un examen sanguin très performant qui est fiable dans 95% des cas; il dépistera ainsi 95% des malades, mais il sera

---

[7] Wasson JH. et al. Clinical decision rules: application and methodological standards. N Engl J Med, 1985; 313: 793-799

[8] Wasson JH. Sox HC. Clinical prediction rules. Have they come of age ? JAMA; 1996: 275, 641-642

faussement positif dans 5% des cas. Si on applique cet examen à tous les hypertendus, un calcul simple montre que, sur 1000 hypertendus, ces faux positifs seront environ 50 alors que les vrais positifs ne sont que 4. Par contre, si l'on trie parmi les hypertendus ceux qui sont les plus susceptibles d'avoir la maladie en fonction de certains signes cliniques trouvés à l'interrogatoire, et si l'on applique l'examen sanguin uniquement à ces patients, les faux positifs passeront, parmi les résultats positifs, de 90% à 20% seulement, sans que l'on augmente significativement le nombre de cas méconnus. On voit nettement ici l'apport de la clinique à la performance d'un examen complémentaire.

Ceci s'explique très bien par trois données essentielles:

- aucun examen n'est fiable à 100%: il y a des problèmes techniques et d'interprétation d'une part, mais surtout, il n'y a jamais de limite franche entre ce qui est normal et ce qui est anormal (courbe de Gauss). De ce fait il y a toujours un risque de résultat faussement positif (amenant à tort à considérer un patient comme malade) et faussement négatif (amenant à tort à éliminer une maladie). L'objectif de l'acte médical est de réduire au maximum cette incertitude.

- les données statistiques fondées sur un théorème établi au 18e siècle par un mathématicien anglais, le Révérend Thomas Bayes, ont montré que l'utilité d'un examen variait en fonction de la probabilité a priori de la maladie chez le patient étudié. Ceci montre bien le caractère illusoire, voire néfaste des examens systématiques "pour voir", et même de certains bilans de routine, le bénéfice incertain de certains "examens de santé".

- il faut enfin se rappeler que toute anomalie décelée par un examen ne correspond pas toujours à une maladie. On sait par exemple qu'il y a des souffles au cœur qui ne correspondent pas à une maladie de cœur, mais simplement à un fonctionnement cardiaque particulièrement énergique; on sait moins que les fameux becs de perroquet vus sur les radiographies de la colonne vertébrale n'ont pas de signification pour expliquer des douleurs; on sait encore moins que le scanner ou l'IRM montrent, dans une proportion non négligeable de cas, des images de hernie discale chez des personnes qui n'ont jamais présenté de douleurs et n'en présenteront jamais. Ceci montre que toute anomalie découverte à un examen doit être obligatoirement confrontée à la clinique.

De cela on peut tirer diverses conclusions:

- le médecin doit connaître ces données, malheureusement encore insuffisamment enseignées; il doit reprendre confiance en la valeur de son examen clinique, auquel un apprentissage soigneux doit être consacré; il doit se rappeler que ce n'est pas l'accumulation d'examens qui permet un diagnostic, mais leur utilisation progressive, hiérarchisée, fondée sur la demande du patient et les données de la clinique.

- les instances scientifiques, universitaires et professionnelles, doivent faire porter leurs efforts sur l'évaluation des moyens diagnostiques: évaluation des performances propres à chaque technique, évaluation comparée des diverses techniques, clinique ou paraclinique, dans telle ou telle situation, en insistant chaque fois sur l'apport à la décision, sur le rapport bénéfice/risque. Un effort important est réalisé actuellement dans ce domaine.

- les patients doivent savoir que ce n'est pas parce qu'un examen repose sur des bases scientifiques et donne des résultats apparemment objectifs, qu'il ne peut pas se tromper. Ils doivent être convaincus que les informations que le médecin recueille en les écoutant et en les examinant sont une étape indispensable, et souvent suffisante dont la fiabilité est prouvée scientifiquement. Ils doivent comprendre que tous les examens techniques, que l'on appelle fort bien "examens complémentaires", risquent de conduire sur des fausses pistes s'ils ne sont pas intimement liés à l'étape clinique.

LES MOYENS THERAPEUTIQUES

C'est dans le domaine thérapeutique que les progrès ont été les plus spectaculaires, et ce sont les nouvelles possibilités acquises qui justifient ou devraient justifier les diverses explorations diagnostiques. Mais là encore, la multiplicité des moyens mis à notre disposition, leur coût, leurs inconvénients, voire leurs risques imposent une évaluation de leur efficacité.

Il importe ici de savoir si le nouveau médicament, la nouvelle méthode de traitement répond à un certain nombre de critères:

- est-elle efficace sur le germe, l'anomalie biologique, l'anomalie du fonctionnement d'un organe qu'elle est censée modifier? C'est la première étape, très théorique, indispensable, mais totalement insuffisante.

- apporte-t-elle un bénéfice au malade, et ses inconvénients potentiels l'emportent-ils sur ses avantages? La réponse ne peut être obtenue que par comparaison: le nouveau traitement fait-il mieux que les traitements reconnus ou que l'absence de traitement (dans les cas où aucun traitement n'a fait la preuve de son efficacité).

- le bénéfice obtenu est-il pertinent, c'est à dire se traduit-il pour le malade par un gain en terme de qualité ou d'espérance de vie ? Il ne suffit pas en effet simplement d'agir sur ce que l'on appelle un critère intermédiaire, comme abaisser un chiffre de tension ou un taux de cholestérol, il faut surtout obtenir un bénéfice concret pour le patient, par exemple dans les cas évoqués, une diminution de la probabilité d'infarctus ou d'accident vasculaire cérébral, un allongement de la durée de vie.

Les essais thérapeutiques ont pour but de répondre à toutes ces questions. Les essais modernes doivent répondre à des exigences méthodologiques très rigoureuses, répondant le plus souvent à la méthodologie des essais contrôlés randomisés en double aveugle. Il s'agit de réunir un nombre plus ou moins important de malades, qui sont répartis de façon aléatoire en deux groupes: l'un reçoit le produit ou la méthode à étudier, l'autre un produit ou une méthode reconnue, ou en cas d'absence de thérapeutique reconnue, un placebo. Ni le médecin, ni le malade ne savent le groupe du patient. Les résultats sont comparés au niveau des deux groupes. La loi impose des précautions très précises pour ne faire courir aucun risque aux patients inclus dans l'essai.

C'est sur le vu de ces résultats qu'est attribuée par l'Agence Ministérielle du Médicament l'autorisation de mise sur le marché du médicament. Mais c'est surtout en fonction de la qualité de ces essais qu'est apprécié le niveau de preuve scientifique sur lequel se fondera l'utilisation du médicament ou de la méthode thérapeutique. Les essais contrôlés randomisés, s'ils répondent à des critères de qualité rigoureux, permettent de déterminer le niveau de preuve le plus élevé. Mais beaucoup de thérapeutiques ont fait l'objet d'essais ayant des défauts méthodologiques ou ne portant que sur des "critères intermédiaires" et non des critères cliniques. Leur niveau de preuve est alors bien moins élevé.

Dans le cas, hélas très fréquent, où l'on ne dispose d'aucun essai thérapeutique, le niveau de preuve est apprécié sur l'expérience et l'argumentation professionnelle, en différenciant et hiérarchisant ce qui est opinion consensuelle de ce qui est opinion personnelle, d'école ou d'individu. C'est le but des conférences de consensus et des "guide lines" des anglo-saxons, des recommandations pour la pratique clinique développées ces dernières années en France, en particulier à l'instigation de l'Agence nationale pour l'évaluation médicale.

Les méthodes de prévention

La prévention est à l'ordre du jour, et il est habituel d'entendre dire que les problèmes du système de santé s'amélioreront si l'on met l'accent sur la prévention. De fait une grande part de l'allongement de l'espérance de vie, et en particulier de la diminution de la mortalité infantile, est due à des mesures d'hygiène générale et de prévention collective. Et la recherche dans le domaine de la prévention est sûrement essentielle; elle est probablement insuffisamment développée.

Il manque en effet bien souvent dans ce domaine les preuves scientifiques de l'efficacité des mesures proposées et l'on reste trop encore dans le registre du désir, du mythe ou de l'incantation.

Dans le domaine de la prévention, le médecin praticien est amené à conseiller fréquemment son patient: faut-il prescrire un régime ou prendre des médicaments pour le cholestérol, faut-il dépister le cancer du sein, de la prostate, faut-il dépister le diabète et comment le prévenir... Les réponses à apporter doivent là aussi s'appuyer sur des données scientifiquement établies; il faut au moins se poser des questions sur le niveau de preuve des conseils donnés.

Ces questions sont voisines de celles posées pour les thérapeutiques:

- quelle est la fiabilité, quels sont les risques et inconvénients des moyens proposés pour la prévention ou le dépistage, et des moyens qui devront être mis en œuvre pour confirmer une suspicion apportée par l'examen initial?

- quelle est l'utilité de ce dépistage: permet-il de mettre en œuvre des mesures efficaces pour traiter les anomalies décelées?

- ces mesures améliorent-elles la qualité et l'espérance de vie par rapport à l'évolution naturelle de la maladie ?

La réponse à ces questions nécessite des études d'évaluation répondant aux mêmes principes que les essais thérapeutiques. Il y en a encore peu, ce qui explique l'incertitude où nous nous trouvons dans un grand nombre de cas. Le cancer de la prostate est un exemple caricatural: on ne sait pas encore si les cancers dépistés précocement auraient évolué par la suite, on ne sait pas encore si le traitement précoce d'un cancer décelé par un dépistage systématique, en l'absence de tout symptôme, améliore l'espérance de vie (on sait que ce traitement précoce a souvent des conséquences pénibles sur la qualité de vie). Des études en cours avec deux groupes de patients dépistés compareront les résultats du traitement et de l'absence de traitement.

Données biomédicales et niveau de preuve

Ainsi toute décision médicale doit être basée sur des preuves dont il appartient au médecin et à la communauté scientifique d'apprécier le niveau de validité. La connaissance du niveau de preuve est ainsi devenue indispensable pour une décision éclairée. Malheureusement cette notion est encore souvent méconnue par les médecins en exercice, quel que soit leur mode d'exercice, et elle est encore peu enseignée, comme l'est également le concept de décision médicale et sa pratique. Ceci explique l'inquiétude, voire le désarroi des médecins devant des recommandations qu'ils interprètent comme des normes de pratique impératives, interprétation qui est, il faut le reconnaître, souvent aussi celle des scientifiques et des économistes. Il faut donc en rappeler les grands principes.

Les preuves ne peuvent être établies que de façon comparative. Mais comme il convient de ne comparer que ce qui est comparable, les études se font sur des groupes obligatoirement très sélectionnés, et les patients constituant ces groupes sont en général très différents des patients que le médecin a devant lui, en particulier du fait de l'âge et des pathologies associées. Le bénéfice ainsi démontré par les études ne l'est de façon rigoureuse que pour le type de patients qui a fait l'objet de l'étude.

Les preuves apportées ne confèrent jamais une certitude à 100%: elles prouvent simplement que le nouveau traitement a plus de chance de donner une guérison ou une amélioration que l'ancien ou que l'absence de traitement, et elles permettent de chiffrer les chances. Les données de la science sont des données statistiques, établies sur des grands nombres, alors que le médecin est en face d'un cas individuel pour lequel le résultat sera blanc ou noir.

Mais surtout, si un niveau de preuve élevé peut être obtenu dans un certain nombre de cas, en particulier pour les moyens modernes de diagnostic, de traitement et de dépistage, il reste dans l'activité quotidienne du médecin une majorité de situations où ce niveau de preuve est faible, voire nul. Dans sa décision, le médecin doit le savoir, et en tenir compte dans la nature et la force des conseils qu'il est amené à donner à son patient.

Dans ces situations il est tout à fait acceptable d'utiliser des thérapeutiques non conventionnelles, notamment ce que l'on appelle les médecines parallèles ou médecines douces. Ceci à deux conditions: que ces thérapeutiques ne présentent en elle-même aucun risque, et que leur utilisation ne prive pas le malade des traitements qui ont fait la preuve de leur efficacité. L'important est alors de soulager le patient, et la mise en œuvre de ces thérapeutiques est souvent suivie d'un soulagement. Il ne faut pas pour autant en tirer une règle générale, voire une théorie explicative d'ensemble. C'est un écueil dans lequel tombent nombre de médecins, en grande partie faute d'avoir été sensibilisés à l'analyse critique des informations et des données de l'expérience individuelle.

Ce n'est pas en effet parce qu'un malade a été soulagé par (ou plutôt pendant) un traitement que ce traitement est responsable de l'amélioration constatée. Il y a en effet une multiplicité de facteurs qui interviennent sur l'évolution des maladies et symptômes: en premier lieu l'évolution naturelle des maladies, et il ne faut pas prendre pour bénéfice thérapeutique ce qui n'est qu'évolution spontanée; il y a aussi les différences de sévérité des pathologies selon les personnes, leur constitution, leur personnalité, leur environnement; il y a surtout l'influence de la relation entre médecin et malade (combien disent: “rien que de vous avoir vu, j'ai été guéri”), c'est l'effet médecin, ou ce que l'on appelle l'effet placebo, encore mal expliqué, mais qui correspond à une réalité indiscutable.

Il apparaît ainsi nécessaire, au terme de l'analyse de cette phase essentielle de la décision médicale, de bien la percevoir pour ce qu'elle est: elle apporte les données scientifiques de base (ou constate l'absence de données scientifiquement établies) sur lesquelles se fondera la décision; contrairement au désir de certains scientistes ou des économistes ; en aucune façon elle ne peut résumer la décision, qui jamais ne se réduira à l'application automatique de données scientifiques: les nombreuses incertitudes inhérentes à l'acte médical, l'influence du facteur malade autant que du facteur médecin en seront toujours les déterminants finals. C'est ce que nous envisagerons plus en détail, après cependant avoir analysé l'influence du nouveau partenaire qui vient s'insérer dans le processus décisionnel: le payeur.

LES DONNEES ET CONTRAINTES ECONOMIQUES ET REGLEMENTAIRES

La santé n'est pas un bien comme les autres et n'obéit pas aux règles habituelles du marché: l'obligation éthique de l'accès aux soins pour tous et l'augmentation rapide des coûts de la santé a entraîné l'introduction d'un tiers payeur entre le producteur (médecins et établissements de santé) et le consommateur, le patient. Qu'il s'agisse de l'État (en Angleterre), des assureurs (aux États-Unis), de la Sécurité Sociale (en France), tous les pays sont confrontés à l'augmentation des dépenses de santé et cherchent à les réduire, ou tout au moins à maîtriser leur croissance.

La première tentation est une limitation de l'offre par les contraintes budgétaires. C'est ce qui se passe dans les pays en voie de développement et parfois dans ceux où le système est étatisé. La décision médicale est alors soumise aux possibilités de réalisation, et la seule façon d'aller au-delà est de sortir du système, ce qui n'est possible que si l'on dispose des possibilités financières. Un tel rationnement de la médecine n'est pas une donnée abstraite pour nos sociétés avancées libérales. Aux Etats Unis, un Etat, l'Oregon, a mis en place un système de ce type: devant la nécessité de réduire les dépenses de santé, le gouvernement a choisi de privilégier les soins de masse: vaccinations, mesures d'hygiène aux fortes retombées en santé publique, pour un grand nombre, et d'arrêter les programmes de greffe de moelle dans les leucémies, très coûteux, d'efficacité médiocre et ne concernant qu'un nombre réduit de personnes. De telles mesures ont bien sûr soulevé pas mal de controverses; elles illustrent bien les contradictions entre l'intérêt individuel et collectif. On ne peut cependant ignorer la problématique qui les sous-tend.

La deuxième orientation consiste à réintroduire des mécanismes de marché. C'est ce qui se passe aux États Unis avec les « managed care » et les HMO (Health Maintenance Organisation): le patient, à travers son assureur, est inscrit dans un réseau de soins dont il doit accepter les contraintes. Il a la liberté de sortir de ce réseau, liberté difficile à gérer en raison des conséquences financières que cela peut entraîner. Les médecins, dans ces systèmes doivent limiter leurs prescriptions en fonction d'un cahier des charges propre à l'organisme. Les Britanniques ont introduit un système un peu différent, répondant à une logique encore plus libérale ; les médecins généralistes, appelés fundholders sont amenés à gérer le budget de soins des patients inscrits sur leur liste, budget attribué par l'État: ils sont amenés de ce fait à limiter le niveau de leurs propres prescriptions, et le facteur économique intervient alors implicitement dans leur décision.

En France, jusqu'à ces dernières années, rien ne limitait le médecin dans ses décisions et le patient dans ses demandes. Il y avait bien des campagnes d'éducation et d'information sur le coût des soins, et un contrôle de la Sécurité Sociale pour limiter les abus des patients ou des médecins. Mais ces mesures étaient d'une efficacité très relative. La convention de 1994 entre les médecins et la Sécurité Sociale a introduit un mécanisme original, dit de maîtrise médicalisée, celui des Références Médicales Opposables (RMO): caisses de Sécurité Sociale et syndicats médicaux définissent, de façon conjointe, des règles de bonne conduite que le médecin s'engage à respecter sous peine de sanctions. Ces RMO sont établies à partir des données scientifiquement prouvées.

C'est ainsi l'introduction dans la décision médicale d'une obligation, ou plutôt d'une limitation (car ces RMO sont pour l'instant négatives: "il n'y a pas lieu de faire...") issue des données scientifiques. Cela serait parfaitement inadmissible si ces restrictions étaient absolues, car ainsi que nous l'avons déjà évoqué et que nous le verrons plus en détail, les données scientifiques sont établies sur des populations sélectionnées, bien souvent différentes du patient individuel, et la décision médicale fait intervenir des facteurs multiples autres que les facteurs biomédicaux. Heureusement la réglementation précise que l'opposabilité ne concerne qu'une tendance générale, et non chaque cas particulier.

Il apparaît d'ailleurs que l'Etat, dans ses décisions en matière de santé, n'échappe pas à la prise en compte de facteurs autres que ceux résultant des études scientifiques. Un exemple particulièrement éclairant à ce sujet concerne l'Hépatite C : un médicament, l'Interféron, a fait la preuve d'une efficacité modérée sur des critères biologiques, mais sans certitude sur des critères cliniques, et cela au prix d'effets secondaires relativement importants, et d'un coût très élevé. Cependant le gouvernement incite à un dépistage généralisé pour mettre largement en œuvre ce traitement. Il apparaît ici que les éléments scientifiques et économiques ont été moins importants pour la décision du gouvernement que les arguments affectifs tels ceux issus de l'émotion autour du SIDA et du sang contaminé. Il n'y a pas de différence fondamentale entre ce type de décision et celle d'un médecin face à une demande pressante d'un malade individuel.

LES GRANDS PRINCIPES DE LA DECISION MEDICALE

La personne et la décision médicale qui la concerne

Les économistes gèrent un budget à l'échelle d'une nation, les scientifiques raisonnent sur des populations, le médecin et son patient sont en face d'un cas individuel, et face à ce cas la décision dépend des deux protagonistes : l'un propose, l'autre accepte, récuse ou discute. Si la décision médicale a pu pendant longtemps être imposée, actuellement elle est de plus en plus l'objet d'une véritable négociation. Quelles sont les responsabilités du médecin et du malade dans cette négociation? C'est ce que nous allons essayer de décortiquer.

L'application à une personne des données biomédicales

Les données issues des études scientifiques sont précises. Encore faut-il savoir si les populations sur lesquelles elles ont été établies correspondent au malade qui est en face du médecin. C'est ainsi que les données concernant le traitement de l'hypertension artérielle n'ont concerné pendant longtemps que les patients de moins de 60 ans, et leur application à des patients plus âgés ne pouvait être automatique. C'est ainsi qu'une très belle étude récente sur le bénéfice préventif d'un « médicament contre le cholestérol » avait été réalisée chez des écossais, dont le risque cardio-vasculaire est près de 5 fois plus élevé que celui des français: elle ne peut donc être appliquée telle quelle chez nous. C'est ainsi que l'application automatique à des personnes âgées des règles du traitement du diabète établi pour des personnes d'âge moyen, amène à leur imposer des contraintes inutiles, voire néfastes.

Il faut savoir qu'une donnée scientifiquement établie peut être inutile dans le cas particulier d'un malade donné. L'acharnement thérapeutique en est un exemple maintes fois dénoncé. Mais cela est également fréquent pour les examens complémentaires, et confine parfois à ce que l'on peut appeler "l'acharnement diagnostique": à quoi bon multiplier les examens à un cancéreux en phase terminale alors que l'on sait que cela ne débouchera sur aucune modification thérapeutique ? Mais c'est aussi la question qu'il faut se poser pour tout examen complémentaire: ce nouvel examen apportera-t-il des informations susceptibles de modifier la décision thérapeutique ?

L'influence de la personne sur les propositions du médecin

Mais une personne n'est pas seulement un être biologique avec son âge, son poids, sa taille, ses diverses maladies, c'est aussi un être pensant et social, et ces données ne peuvent être ignorées dans la décision. Le médecin doit en tenir compte et c'est ce qu'il fait de façon plus ou moins naturelle, plus ou moins réfléchie. Cela ne s'apprend pas, est-il habituel de dire, peut-être pour excuser l'inexistence de ce type de formation au cours de la formation universitaire, jusqu'à quelques initiatives récentes et encore balbutiantes. Dans les faits cela s'apprend, je n'en veux pour preuve que les diverses sociétés de médecins et activités de formation consacrées à la relation médecin-malade, toutes plus ou moins influencées par le mouvement lancé en Angleterre il y a presque un demi-siècle par Michael Balint. Mais le nombre des participants reste encore minoritaire.

Une décision médicale qui applique automatiquement des propositions issues de données scientifiques à une personne, à un sujet devrait-on alors dire, n'est-elle pas plus scientiste que scientifique si elle ne tient pas compte de la personne à qui elle est destinée ? Cette personne a en effet un certain nombre de caractéristiques qu'il est utile de détailler:

- d'abord ses attentes: un des aspects les plus difficiles du métier médical, et pourtant essentiel, est de percevoir la raison exacte qui amène le patient à sa consultation: le symptôme présenté n'est souvent qu'un prétexte, et il faut savoir décrypter la demande réelle. Ainsi un patient consultant pour une douleur thoracique peut avoir une douleur caractéristique, pour laquelle il demande diagnostic et traitement; il peut aussi venir pour se faire rassurer, et cela ne passera pas forcément par des examens complémentaires; il peut aussi utiliser, souvent inconsciemment, ce symptôme pour pouvoir parler avec le médecin de toute autre chose. Il est bien évident que pour un même symptôme apparent, l'attitude du médecin devra différer du tout au tout selon les attentes.

- ensuite ses "représentations": la maladie, telle ou telle maladie n'est jamais vécue de la même façon par deux personnes différentes. Cela dépend de la personnalité, de l'affectivité, du vécu familial et personnel, du projet de vie personnel, de la culture. L'annonce d'un diagnostic, les propositions d'examen et de traitement, les propositions de modifications du mode de vie professionnel, familial ou alimentaire, la durée et la fréquence des consultations devront en tenir compte. C'est ainsi par exemple qu'une intervention chirurgicale sur les artères coronaires, parfaitement justifiée sur le vu du bénéfice statistique scientifiquement établi que l'on peut en attendre, peut être récusée par une personne qui préfère ne pas courir le petit risque opératoire immédiat et de ce fait renoncer au bénéfice statistique plus lointain, et pour elle tout aussi aléatoire.

- mais aussi sa capacité à suivre les propositions: un traitement en gouttes ne sera pas proposé à un vieillard isolé, qui tremble et ne veut voir personne à son domicile; un régime alimentaire ne sera pas proposé de la même façon à un représentant de commerce, à une mère de famille nombreuse, à un travailleur immigré, à un musulman en période de Ramadan...

- enfin son entourage: pour la plupart des personnes la maladie n'est pas une affaire purement personnelle, mais a des retombées sur l'entourage. L'entourage se sent très concerné, et l'acceptation de telle ou telle décision passe souvent par un dialogue et une discussion avec la famille proche, même les amis ou les voisins.

Toutes ces données justifient des écarts entre les éléments rationnels et scientifiques qui semblent s'imposer et la décision terminale. Il importe seulement que le médecin soit capable de les analyser pour lui-même et ensuite avec son patient, et de justifier la décision finale vis à vis des tiers éventuels.

Les responsabilités de la personne dans la décision

Le médecin n'est pas le seul décideur, et le patient, comme son entourage, participent de plus en plus à la décision. C'est une conséquence de l'évolution sociologique moderne et du système libéral dans lequel nous vivons. Mais cela implique aussi des responsabilités.

Ces responsabilités s'exercent au niveau du choix du médecin, et le libre choix doit éviter le "vagabondage médical": les décisions médicales doivent garder une certaine cohérence, et tout patient a intérêt à avoir un médecin "référent" qui le connaisse bien, qui coordonne les diverses actions médicales; le mieux placé pour effectuer cette tâche est le médecin généraliste. Toute autre consultation doit se faire soit sur ses conseils, en tout cas en accord avec lui, soit au minimum en l'en informant.

Le libre choix ne doit pas non plus pousser le patient à choisir un spécialiste en première intention: c'est en effet déjà orienter la décision médicale dans un sens particulier, sans avoir les éléments pour décider de cette orientation; la conséquence en est bien souvent une multiplication d'examens non indispensables, et une moins bonne prise en compte de ce qui ne relève pas de la spécialité du médecin consulté. Des propositions sont actuellement à l'étude pour privilégier l'accès initial auprès du généraliste, pour inciter les patients à avoir un médecin de famille qui soit l'intermédiaire naturel pour toute décision médicale.

Mais le patient doit aussi tenir compte des inconvénients pour la collectivité des demandes excessives, inutiles, voire abusives qu'il peut être amené à faire à son médecin: examen sophistiqué, médicament, traitement, transport, arrêt de travail et autre avantage dont la Sécurité sociale lui permet de bénéficier sur prescription médicale. Trop souvent les patients insistent, voire font un petit chantage auprès du médecin pour les obtenir, alors que celui-ci ne les considère pas comme nécessaires. Là encore la confiance envers le médecin et la conscience de l'intérêt général doivent l'emporter sur un désir non fondé. Malheureusement l'information médicale du grand public, privilégiant les aspects spectaculaires de la médecine, la spécialisation, rend bien difficile une information éclairée du patient sur les avantages et inconvénients de telle ou telle stratégie.

Le médecin, son savoir et sa subjectivité face à la décision

Le médecin n'est pas un ordinateur, et au-delà de son savoir propre, il a une personnalité, un vécu personnel et une subjectivité qui influeront grandement sur sa façon d'aborder la décision médicale. Ce sont d'ailleurs tous ces éléments qui sont pris en compte par les patients dans le choix de leur médecin.

Le savoir du médecin et la décision

Ce savoir est constitué de l'acquis de la formation universitaire, de l'expérience individuelle, de l'information recueillie auprès des confrères à propos de cas particuliers, de l'information transmise par les fabricants de produits pharmaceutiques et par les divers organes de presse et de formation continue. C'est dire la diversité des éléments qui le constituent.

L'expérience individuelle est importante et assure un certain savoir-faire. Elle reste cependant entachée de subjectivité: il suffit d'avoir eu un accident avec un médicament pour perdre confiance en celui-ci, même si l'on sait que cet accident est rarissime. A l'inverse, on ne voit pas toujours ce qui « marche mal ». Il importe en raison de cela de toujours confronter l'expérience personnelle aux données validées. C'est l'objectif des audits de pratique qui sont actuellement proposés aux médecins par leurs organismes de formation continue.

L'expérience recueillie auprès des confrères est également importante, qu'il s'agisse de l'échange d'expérience dans un cabinet de groupe de praticiens de même exercice ou de l'échange qui se réalise du spécialiste vers le généraliste. L'échange inverse est plus rare, en tout cas moins bien organisé, et pourtant il pourrait apporter au spécialiste une information, une ouverture sur des aspects que son exercice, souvent préoccupé par la technique, risque de le conduire à négliger.

L'information en provenance de l'industrie du médicament est dominante, que ce soit par l'intermédiaire des visiteurs médicaux ou de la presse gratuite qui submerge le bureau des médecins tous les matins. Cette information qui vise à faire prescrire est souvent sans nuance, jouant notamment sur le registre affectif, et il est difficile de lui échapper. La difficulté est encore plus grande face aux articles de publicité rédactionnelle, parfois signés de noms prestigieux. L'absence d'apprentissage de la lecture critique durant les études laisse le médecin un peu désarmé face à cette information envahissante. Combler cette lacune est un des objectifs actuels de la formation continue.

L'information plus proprement scientifique est apportée par les revues de formation et par les diverses réunions de formation continue. Un grand effort de qualité scientifique et d'indépendance, notamment vis à vis de l'industrie, a été entrepris ces dernières années. Quatre grands principes ont été définis: adaptation à la pratique, qualité scientifique, qualité pédagogique et indépendance. La qualité scientifique est encore souvent insuffisante, et en particulier, la formation apportée au médecin ne le pousse pas à un effort d'exigence scientifique et de recherche du niveau de preuve qui est pourtant à la base de l'indispensable approche critique de l'information. L'indépendance est encore incertaine, non seulement du point de vue financier, mais aussi sous l'angle intellectuel, et la formation ou l'information est trop souvent vue sous l'angle étroit de la spécialisation.

Face à la multiplicité des sources d'information, à l'évolution rapide des connaissances et à la difficulté pour un médecin isolé de faire le tri de l'information valide, les méthodes de synthèse de l'information se sont développées ces dernières années. Il s'agit des méta-analyses, qui à travers une méthodologie rigoureuse, regroupent les divers essais concernant un domaine précis. Il s'agit surtout des grandes synthèses de l'information que sont les conférences de consensus et les recommandations pour la pratique clinique. Les grands principes en sont une élaboration par un groupe diversifié et pluridisciplinaire assurant l'indépendance intellectuelle, un recueil exhaustif de l'information scientifique internationale, le classement de cette information en fonction de son niveau de preuve, la mise en évidence des données établies et de celles qui ne le sont pas, la proposition de règles de conduites pratiques à partir de ces grands principes.

Face au savoir du médecin le malade est désarmé et ses capacités d'appréciation sont limitées. Il est amené à faire confiance au praticien qu'il a choisi, et c'est sans doute bien comme cela. Pourtant, face à ce savoir, on pourrait faire deux suggestions aux patients:

- sans remettre en question le savoir, demander plus souvent à son médecin : « Docteur, à quoi ça va me servir (cet examen, ce médicament) ? », « Qu'est-ce que ça changerait si je ne faisais rien ? »
- exercer le libre choix de son médecin en tenant compte des risques du vagabondage médical et de ceux de l'accès direct auprès du spécialiste.

Le médecin et le partage de la décision

L'étendue du savoir nécessaire, la nécessité dans de nombreuses circonstances, pour un même malade, d'un ou plusieurs recours spécialisés, de l'intervention de divers professionnels de santé, montrent que la médecine moderne ne peut plus se limiter à une relation duelle. La décision, *in fine*, doit cependant bien rester dans le cadre d'une relation de deux personnes, et nombre de patients reprochent à la médecine d'équipe une dilution des responsabilités, une dépersonnalisation des relations, qui les laissent très insatisfaits. Il parait cependant nécessaire de préciser les retombées sur la prise de décision des diverses formes d'exercice médical impliquant la participation de plusieurs professionnels de santé aux soins d'un même patient.

Une des premières circonstances est celle réalisée par les cabinets de groupe en médecine générale. Un des risques de ce mode d'exercice est celui de l'interchangeabilité des médecins du groupe. Quelle que soit la qualité des membres du groupe et de leur organisation, cette interchangeabilité est mal ressentie par les patients, et rend plus difficile la personnalisation de la décision.

La deuxième circonstance est celle de l'intervention simultanée d'un généraliste et d'un spécialiste. Si la relation est meilleure avec le spécialiste qu'avec le généraliste, le suivi des soins en sera rendu plus difficile, en particulier si le généraliste est amené à modifier la thérapeutique proposée par le spécialiste.

La troisième circonstance est celle des équipes médicales hospitalières. La notion de médecin référent est indispensable. C'est à lui qu'incombe en particulier la tâche d'information et de négociation, préalables à la décision. Mais à l'intérieur de l'équipe, il est indispensable qu'avant la décision, un dialogue soit réalisé entre les membres de l'équipe. Cela a un double intérêt: multiplier les informations et les points de vue, notamment pour les décisions difficiles, en particulier celles posant un problème d'éthique; éviter par la participation, les informations erronées et les réticences néfastes que pourraient apporter au patient les membres de l'équipe non impliqués dans la décision.

La dernière circonstance est celle réalisée par le travail en réseau, forme de travail en collaboration entre des équipes de diverses origines. Ce travail en réseau se développe et réussit dans le domaine des toxicomanies, du SIDA, des soins palliatifs, mais aussi du diabète par exemple. Participent à ces réseaux des médecins hospitaliers, des médecins libéraux, des infirmières, des travailleurs sociaux... Il importe ici que le travail en réseau soit bien coordonné, mais aussi respecte le rôle décisionnel de chacun, particulièrement celui du médecin libéral face au médecin hospitalier.

L'essentiel dans ces nouvelles formes d'exercice médical est de respecter la personnalisation des soins, notamment au niveau de la décision.

Le médecin et sa subjectivité

Le médecin est aussi une personne avec sa personnalité, sa sensibilité, son vécu personnel, ses expériences individuelles, heureuses ou malheureuses. Et ce médecin peut "accrocher" ou non avec tel ou tel malade. C'est d'ailleurs ce qui justifie le plus le libre choix du médecin par le malade. Ces « atomes crochus » n'ont le plus souvent rien à voir avec la compétence du praticien.

Ainsi s'expliquent les différences de décision d'un médecin à l'autre. Un médecin peut être plus interventionniste qu'un autre, avoir besoin de plus d'avis de confrères qu'un autre. Cela n'a pas toujours à voir avec sa compétence et son savoir. Un médecin peut avoir une expérience familiale douloureuse dans le domaine de la santé, ce qui influera sur les propositions qu'il fera à son patient. Et c'est pour cela que la question souvent posée avant une décision "Si c'était votre père (votre femme, votre fille), que feriez vous, docteur?" n'est pas une très bonne question, car le médecin ne sait pas toujours bien décider quand des éléments affectifs personnels sont en jeu.

Tout cela montre qu'il faut avant tout choisir le médecin en fonction de la confiance que l'on ressent à son égard et de la possibilité que l'on a de dialoguer avec lui. De nombreux patients s'en remettront alors à lui pour décider, lui laissant la responsabilité des écarts éventuels entre les données scientifiques et la décision finale. Mais, de plus en plus souvent, le patient souhaite participer plus ou moins largement à cette décision, et c'est alors qu'une véritable négociation s'instaure qui nécessite beaucoup de clarté de la part des deux protagonistes: le patient doit faire part de ses craintes, de ses attentes, le médecin doit expliquer et ne chercher à convaincre que si l'enjeu est indiscutable. C'est pour lui une véritable révolution culturelle, à laquelle il n'a souvent pas été préparé. Tout médecin et futur médecin sait que son métier a une dimension humaine essentielle, nécessite écoute et compassion, même s'il a parfois des difficultés psychologiques à les mettre en œuvre. Mais le médecin, fort de son savoir, perçoit en général assez mal cette étape de négociation.

CONCLUSION : L'UTILITE, LA JUSTIFICATION ET LA REFLEXION

La décision médicale, celle qui concerne une personne, doit toujours privilégier l'intérêt de cette personne. Les contraintes économiques peuvent amener l'Etat et les responsables économiques à déterminer des données réglementaires. Ce type de décision, privilégiant souvent l'intérêt collectif, celui du grand nombre, répond à une autre logique que celle du médecin confronté à une demande individuelle. Le médecin bien sûr, à égalité d'efficacité et d'utilité, doit préférer les soins au moindre coût, cela est d'ailleurs pour lui une règle déontologique. Mais il n'est pas de sa responsabilité de refuser des soins pour des raisons financières.

L'acte médical débouche toujours sur une décision, même s'il s'agit d'une décision d'abstention. Cette décision doit s'appuyer sur des données objectives, dont il convient d'apprécier la force, le niveau de certitude. En l'absence de preuve, il est important de le constater; il est alors justifié d'utiliser des méthodes empiriques, car toute demande adressée à un médecin nécessite une réponse (qui n'est pas obligatoirement médicamenteuse).

Les données scientifiques ne sont jamais des données de certitude. Elles définissent un niveau de chance ou de risque applicable de façon rigoureuse à la population qui a fait l'objet de l'étude. Leur application à une autre population ou à une personne particulière ne peut être automatique et doit tenir compte des particularités de la population ou de la personne.

La décision médicale est par essence une décision en **situation d'incertitude**[9] : il s'agit, dans la meilleure des hypothèses, d'appliquer à une personne avec toutes ses particularités des données établies sur une population bien déterminée, et fatalement différente de la personne à qui la décision est destinée; il s'agit dans un grand nombre de cas d'appliquer des données empiriques, sans fondement scientifique, face à des plaintes mal définies.

Dans cette situation d'incertitude, les deux vertus nécessaires au médecin sont d'une part sa capacité d'analyse, d'écoute et de compréhension de la personne qui s'adresse à lui, que l'on pourrait résumer par le terme d'empathie, d'autre part le doute vis à vis des données biomédicales qu'il est amené à utiliser; il ne s'agit pas d'un doute destructeur, mais d'une attitude positive, consistant à rechercher le niveau de validité des données, et à les utiliser en fonction de ce niveau de preuve. L'enthousiasme aveugle, qui est l'inverse de ce doute, est souvent une attitude d'ignorance ou de mensonge vis-à-vis de son interlocuteur, mais parfois aussi vis-à-vis de soi-même.

Quant au patient, sa vertu principale doit être la confiance. C'est cette recherche qui est la justification principale du libre choix du médecin par le malade. Il n'est pas de médecine possible sans confiance, mais de même que le malade a besoin d'avoir confiance en son médecin, celui-ci ressent très fortement la confiance ou l'absence de confiance de son patient, et cela influe naturellement sur sa manière de le soigner. Le médecin attend ainsi la plus grande sincérité possible de son malade. Mais à l'inverse, la confiance ne peut être aveugle, et le patient ne doit pas hésiter à demander

[9] Logan R.L. Scott P.J. Uncertainty in clinical practice: implications for quality and costs of health care. Lancet 1996, 347, 595-598

des éclaircissements quant aux propositions du praticien, avec en particulier, la fameuse question: "à quoi ça va me servir?"

Enfin il faut redire que la décision médicale concerne une personne dans sa globalité, que l'on ne peut soigner un organe isolément, que tout est interdépendant chez une personne. Tout doit alors être fait pour que cet impératif soit respecté. Tout médecin consulté doit insérer son action dans celle de ses confrères éventuels, et tout faire pour assurer leur information. Les patients doivent absolument informer les médecins consultés de toutes les autres interventions médicales dont ils ont été les objets, même les plus apparemment anodines. Le taire, voire le cacher, est souvent prendre un risque inutile. Le carnet médical peut être une bonne solution, mais la meilleure est de faire confiance à un médecin de famille, qui doit être le véritable coordinateur assurant le suivi des soins.

Pour terminer il faut rappeler que la décision médicale nécessite du temps, et que le respect du facteur temps est essentiel. Ce temps est d'abord celui de l'écoute, qui nécessite attention, prise en compte de tous les facteurs de la personne, c'est aussi celui de l'information du dialogue et éventuellement de la négociation. Mais ce temps est aussi celui de la maturation de la décision, nécessaire autant sur le plan psychologique que sur le plan organique. Il faut souvent savoir attendre pour décider, que les symptômes se soient précisés, et que les données personnelles se soient éclaircies.

Si, pour conclure, on voulait résumer en deux mots notre propos, c'est ceux d'**utilité** et de **justification** qui apparaîtraient: utilité de la décision pour la personne dans toutes ses dimensions, biologique, affective, sociale; justification vis-à-vis de la personne bien sûr, mais aussi vis à vis de la collectivité. Et c'est par une **réflexion**, une insistante attention, tant des médecins que des malades, sur ces deux exigences et leur réalité que l'on pourra répondre et dialoguer avec les économistes et leurs légitimes exigences.

LA RIGUEUR PASTORIENNE

Claude Hannoun
Professeur honoraire, Institut Pasteur.

Un peu plus de cent ans après la mort de Louis Pasteur, il est intéressant de considérer ce qui reste aujourd'hui de sa contribution à la Science. Son nom est l'un des plus illustres de ceux des grands bienfaiteurs de l'humanité et il est immortalisé par d'innombrables hommages à travers des rues, des avenues, des instituts, des écoles ou des universités dans le monde entier. Au-delà de cette immense célébrité, on peut dire, en résumant, qu'il reste de son œuvre trois éléments essentiels: les résultats scientifiques de ses propres expériences, des institutions dans le monde entier et une méthode scientifique qui a fait ses preuves.

Les résultats sont, paradoxalement sans doute, ce qui a le plus vieilli. C'est pourtant la découverte d'un vaccin protégeant contre la terrible maladie qu'était la rage qui lui apporta la renommée mondiale. Il avait certes déjà acquis depuis longtemps une notoriété scientifique considérable, mais limitée aux milieux universitaires et académiques. Ses découvertes les plus importantes, comme sa contribution à la mise en évidence de la dissymétrie moléculaire ou l'élimination des croyances sur la génération spontanée telle qu'on pouvait la concevoir à l'époque, ne sont d'ailleurs pas les plus connues du grand public. N'étant pas médecin, sa découverte prenait une dimension encore plus extraordinaire. Cette maladie (la rage) était le symbole de la férocité de la nature: elle est transmise par la morsure du chien, animal d'habitude familier et même affectueux; son pronostic est toujours fatal, jamais un sujet présentant les premiers symptômes de la maladie n'a survécu plus de quelques jours; l'évolution clinique inéluctable a un caractère dramatique: agressivité, hydrophobie, souffrances, coma. Trouver un remède à ce fléau mythique, mais encore bien présent à la fin du XIXème siècle, c'est symboliquement manifester le pouvoir de l'homme sur son environnement et démontrer qu'il peut influencer le cours de son propre destin. D'où l'immense retentissement de cette découverte avec tout son cortège de manifestations dans la société tout entière: enthousiasme patriotique, imagerie populaire, succès de la souscription publique... Mais, les progrès de la science sont tellement rapides que les plus grandes découvertes sont complétées, critiquées et remplacées par de nouvelles conceptions grâce à l'imagination des chercheurs et aux progrès de la technologie: ce que Pasteur nous a apporté concrètement est entré dans le domaine des données classiques et a permis d'avancer rapidement dans la connaissance du monde des microbes, mais semble aujourd'hui dépassé. En revanche, les grands concepts de la théorie des germes ou des vaccins atténués sont toujours valables et restent encore des sources d'inspiration pour les conceptions modernes. Les institutions créées par Pasteur sont encore bien vivantes et les instituts qui assurent sa descendance ont perpétué le souvenir de leur fondateur en restant des centres de recherche, de découverte et d'enseignement parmi les plus prestigieux : l'Institut portant son nom, créé à Paris par Pasteur lui-même grâce à une souscription publique internationale pour appliquer la vaccination antirabique, dont les activités s'étendirent rapidement aux domaines plus généraux de la microbiologie et de la bactériologie d'abord, puis de la virologie et de la parasitologie et encore de l'immunologie, de l'épidémiologie et à toutes les branches de la chimie biologique et moléculaire. De plus, à son initiative, plusieurs collaborateurs et successeurs directs de Pasteur fondèrent en France et dans de nombreux pays étrangers des institutions analogues ayant les mêmes objectifs: d'abord le traitement antirabique, puis plus généralement la recherche en microbiologie et en épidémiologie. Un grand nombre d'entre eux sont encore bien vivants et actifs dans les cinq parties du monde.

LA METHODE PASTORIENNE.

Mais ce qui nous intéresse surtout ici, c'est la méthode de pensée scientifique et de recherche qu'il a développée et qui a marqué la biologie moderne. Avant Pasteur, la biologie était encore une science d'observation et de tâtonnements, sans que le raisonnement critique soit encore réellement à la base des démarches des chercheurs polyvalents dans les domaines de la physique, de la chimie organique, puis de l'étude de phénomènes biologiques complexes comme les fermentations qui l'ont conduit à la théorie des germes. A cette époque, la spécialisation était bien moins stricte qu'aujourd'hui. L'étendue des connaissances solides était réduite et un même esprit pouvait englober largement tout le champ des maladies infectieuses dans lequel les méthodes et les concepts n'étaient pas très variés. Pasteur a laissé des contributions importantes dans le domaine de la cristallographie moderne, discipline qu'il a largement contribué à développer. On peut dire qu'il a créé cette discipline comme il a créé la microbiologie et même qu'il eut l'intuition de ce qui devait devenir l'immunologie. Puis, il a été entraîné à s'intéresser à des domaines pratiques où sa réputation de chimiste l'avait précédé. Ces avancées essentielles ont été rendues possibles par une approche logique et une critique rigoureuse qui restent des modèles pour les générations de chercheurs actuels. La méthode de Pasteur est simple et logique et elle nous semble aujourd'hui tout à fait évidente car les chercheurs de ce temps sont habitués à appliquer les principes qu'il a mis en œuvre sans même se rendre compte qu'ils lui sont dus.

Dans un rapport sur sa première candidature à l'Académie des Sciences en 1857, l'un de ses futurs collègues, qui avait eu à évaluer son dossier de candidature, Sénarmont, écrivait[1]:

"Il a su s'élever continuellement et avec un égal succès de la conception théorique qui imagine à l'expérience qui démontre et de la démonstration à de nouvelles vues spéculatives; de sorte que l'induction logique et l'observation matérielle se servent tour à tour et, par un enchaînement continu de corollaires et de vérifications.. Ce système de faits prévus et en même temps réalisés constitue aujourd'hui toute une doctrine où le raisonnement et l'expérience, toujours solidaires, se prêtent un constant appui; une doctrine qui possède le premier, l'unique caractère d'une véritable théorie physique puisqu'elle enseigne à chaque expérimentateur à prévoir, à combiner à l'avance, à l'aide d'un petit nombre de caractères cristallographiques, les particularités des phénomènes qu'il va faire naître et créer à volonté, entre des corps chimiquement identiques, des similitudes et des dissemblances préméditées".

Il faut bien noter que ces lignes qui décrivent admirablement la méthode de Pasteur ont été écrites très tôt dans sa carrière, en 1857, avant ses travaux sur les vaccinations, alors qu'il n'avait encore abordé que la cristallographie.

La première condition d'une recherche pour Pasteur résidait dans une observation minutieuse des phénomènes étudiés et du problème à résoudre. Pasteur était un dessinateur doué et il avait appris dans sa jeunesse à observer et à analyser les objets et les personnes pour pouvoir les restituer

---

[1] Les citations présentées dans ce texte sont extraites de l'ouvrage:
"La vie de Pasteur", René Vallery Radot, Hachette, 1900.

par le dessin. Ses pastels par exemple sont des modèles du genre par leur précision et leur acuité. On peut penser qu'il s'agissait d'une excellente préparation. Il a appliqué cette méthode d'observation à l'étude des phénomènes qui l'intéressaient et il en a fait l'un des éléments initiaux de sa démarche.

La deuxième étape de sa méthode était la réflexion et l'analyse des observations pour en tirer des hypothèses explicatives permettant d'apporter des éléments de compréhension des diverses interprétations possibles. Cette analyse conduisait tout naturellement à l'élaboration de protocoles expérimentaux précis et détaillés qui devaient répondre à une question simple: l'hypothèse résisterait-elle à la confrontation avec les faits ? Le protocole était alors réalisé dans ses moindres détails et les résultats étaient notés par Pasteur lui-même. La lecture de ses cahiers de laboratoire, aujourd'hui conservés à la Bibliothèque Nationale, est extraordinairement passionnante. On y trouve les notes prises au jour le jour, avec les commentaires et les critiques qui apparaissent pour préparer l'interprétation des faits observés. On voit ainsi la matière brute, avant l'effort d'analyse et de présentation dans les publications et on peut observer la démarche intime de la recherche avec ses tâtonnements, ses erreurs, ses retours et parfois ses illuminations fulgurantes au moment où une idée forte, et souvent simple, s'impose à l'esprit rationnel de l'expérimentateur. On peut trouver un recueil commenté de fac-similés des manuscrits de Pasteur, sous la forme de feuillets sélectionnés avec des chapitres de commentaires correspondant aux diverses phases de l'œuvre scientifique de Pasteur dans l'ouvrage coordonné par F.Balibar et M.L.Prévost[2], publié en 1995.

LES THEORIES

Pasteur s'exprimait souvent sur ses conceptions de la recherche et sur l'importance d'une préparation rigoureuse par la définition d'hypothèses de travail. Il écrivait ainsi:

"Sans la théorie, la pratique n'est que la routine donnée par l'habitude. La théorie seule peut faire surgir l'esprit d'invention". Ou encore :

"Le propre des théories erronées est de ne pouvoir jamais pressentir des faits nouveaux... le propre des théories vraies... est la fécondité".

---

[2] "Pasteur, cahiers d'un savant" Ed .Zulma/CNRS, 1995, Collection "Manuscrits".

Venait ensuite l'analyse des résultats et leur interprétation. Dans la majorité des cas, le résultat laissait quelques ombres et menait à d'autres interrogations qui elles-mêmes suggéraient d'autres hypothèses, donc de nouveaux protocoles pour un nouveau cycle d'expérimentation. Ces cycles s'enchaînaient les uns aux autres jusqu'à ce que la théorie, après avoir subi les modifications appropriées, soit en harmonie complète avec les résultats expérimentaux.

Les contacts entre les membres de l'équipe de recherche apparaissent dans les commentaires de Pasteur ainsi que dans ceux de ses collaborateurs, Roux en particulier. Bien qu'une certaine distance existât alors entre le maître et les disciples, Pasteur reconnaît l'influence de ses conversations avec les uns et les autres dans l'élaboration, la maturation et la discussion des idées. Il y avait bien un travail d'équipe, mais cependant, tout le travail "noble" est l'affaire du maître. C'est lui qui conçoit et décide en dernier ressort. En plus des réunions de travail organisées, les rencontres fortuites, dans la rue, ou les commentaires au cours de l'enregistrement des résultats, alors que les assistants examinent les animaux sous les yeux de Pasteur qui prend des notes détaillées, sont l'occasion de discussions libres. On reconnaît là une situation qui existe encore dans les laboratoires du monde entier où l'on connaît bien les "colloques de la machine à café" où naissent souvent les idées les plus intéressantes. On peut trouver de nombreux exemples de cette démarche intellectuelle dans la plupart des chapitres de l'œuvre de Pasteur et par exemple dans les études sur le charbon ou sur le choléra des poules ou la rage.

LES CONTROVERSES : LE POLEMISTE.

Pasteur insiste sur l'idée qu'il faut être à l'affût de toutes les observations fortuites qui permettent de remettre en question les idées reçues, même si cela est dangereux et il n'hésite pas à défendre les théories qu'il croit justes, même si elles entraînent des polémiques violentes avec les adversaires que son intransigeance a suscitées. Ces polémiques semblent même être pour lui un stimulant intellectuel.

L'incident "Colin" est significatif de l'opiniâtreté de Pasteur à la recherche de la vérité, et aussi d'une certaine forme de malice, inattendue chez un homme réputé austère. Colin, un vétérinaire réputé de l'Ecole d'Alfort était persuadé, d'après son expérience, que les poules pouvaient contracter le charbon. Selon ses propres observations, Pasteur pensait le contraire. Il met donc publiquement au défi son contradicteur de lui apporter la preuve de sa position, sous la forme d'une poule charbonneuse. La querelle dure des mois, Pasteur demandant régulièrement des nouvelles à Colin qui visiblement a des difficultés à remplir son défi. Finalement, il jette le gant en déclarant:

" Je regrette de n'avoir pu jusqu'ici remettre à Monsieur Pasteur une poule malade ou morte du charbon. Les deux que j'avais achetées à cet effet ont été inoculées plusieurs fois dans des séries de piqûres avec un sang très actif. Ni l'une ni l'autre n'est devenue charbonneuse. Peut-être l'expérience aurait-elle réussi après de nouvelles tentatives, mais un chien vorace y a mis fin en mangeant un beau jour les deux bêtes dont on avait probablement mal fermé la cage".

La réponse de Pasteur est surprenante; il déclare:

"Eh bien, mon cher confrère, je vous montrerai qu'il est possible de donner le charbon aux poules et c'est moi qui vous porterai un jour, à Alfort, une poule devant mourir du charbon".

Et en effet, quelques jours plus tard, Pasteur, qui entre temps avait complètement réexaminé le problème et effectué de nouvelles expériences, apporte à la séance de l'Académie de Médecine une cage contenant trois poules, dont une morte, qu'il dépose sur le bureau. Il explique alors que la morte a été inoculée l'avant veille de 5 gouttes de culture pure de charbon. Puis elle a été trempée dans un bain froid jusqu'au tiers de son corps pour abaisser sa température. Une autre poule qui avait subi seulement le bain, allait fort bien, quant à la dernière elle avait reçu une double dose de charbon virulent, mais pas de bain, et elle était en effet parfaitement bien portante. L'explication était que la température des poules est de 42° et que la bactérie ne peut proliférer à cette température, alors qu'à 38°, elle se reproduit et la maladie apparaît. Il put montrer par la suite qu'une poule inoculée présentant déjà les premiers signes de la maladie pouvait être sauvée par un refroidissement rapide.

On se représente mal aujourd'hui l'état de la santé publique à la fin du XIXème siècle. Il n'y a qu'un peu plus de 100 ans, mais l'espérance de vie ne dépassait pas alors 50 ans, la mortalité périnatale était effrayante, du moins d'après nos critères actuels, et les maladies infectieuses étaient la première cause de mortalité. La diphtérie, le tétanos, la tuberculose, même en dehors des épidémies de peste ou de choléra qui avaient bien diminué, faisaient des ravages. En 1830, une épidémie de fièvre jaune avait même atteint le sud de l'Europe.

Les dix dernières années de ce siècle ont marqué un tournant, on peut même dire à juste titre une révolution et Pasteur, bien que n'ayant pas tout fait seul, a joué un rôle essentiel dans ce domaine. Bien sûr, il ne faut pas sous-estimer la part de Jenner, de Semmelweiss ou de Koch, mais Pasteur a bouleversé la manière de raisonner et de rechercher la vérité scientifique.

Ses prédécesseurs avaient eu des idées intéressantes et les avaient appliquées avec des résultats déjà notables, mais ils n'avaient pas toujours compris toute l'importance de ces résultats et ils n'en avaient pas imaginé ni exploité toutes les conséquences. Jenner, précurseur empirique n'avait pas cherché à interpréter et à comprendre car il n'en avait pas les moyens: c'était un praticien, pas un théoricien. Koch, contemporain et rival de Pasteur, avait énoncé ses postulats rigoureux, mais il n'avait pas tiré toutes les conclusions et surtout, il n'avait pas expérimenté sur les solutions éventuelles à apporter à la théorie des germes de causalité.

LE RAISONNEMENT ET LA RIGUEUR EXPERIMENTALE.

La rigueur critique et cartésienne de Pasteur, à laquelle il faut adjoindre ses dons d'observation et d'analyse, la persévérance poussée parfois jusqu'à l'obstination et même l'entêtement, le travail acharné, c'est à dire un mélange humain de qualités et de défauts et aussi la chance, sont à la base de ses réussites.

Au sujet des controverses sur la génération spontanée, il remarque:

"Outre que j'ai contredit, preuves en main toutes leurs assertions, et que jamais ils n'ont osé contredire sérieusement une des miennes, ...chaque cause d'erreur bénéficie à leur opinion. Pour moi, qui soutiens qu'il n'y a pas de fermentations spontanées, je suis tenu d'éloigner toute cause d'erreur et toute influence perturbatrice. Je ne puis maintenir mes résultats qu'au moyen des expériences les plus irréprochables; leurs opinions, au contraire, profitent de toute expérience insuffisante, et c'est là seulement qu'ils trouvent leur appui".

Pasteur écrit à Pouchet:

"Vos conclusions ne sont pas fondées sur des faits d'une exactitude irréprochable. Je pense que vous avez tort, (non de croire à la génération spontanée car il est difficile dans une pareille question de n'avoir pas une idée préconçue), mais d'affirmer la génération spontanée. Dans les sciences expérimentales, on a toujours tort de ne pas douter alors que les faits n'obligent pas à l'affirmation".

Pour lui, les faits ont toujours raison, et l'interprétation donne les clés. Si l'expérience ne donne pas les résultats espérés, on rectifie les hypothèses et on recommence. Si ca ne " marche " toujours pas, on passera à autre chose qui " marchera ". Pasteur a toujours plusieurs fers au feu, ses expériences ont une longue durée et plusieurs programmes évoluent simultanément. Avant même de connaître les résultats d'une expérience, qui peuvent se faire attendre quelques jours ou quelques semaines, il entreprend une nouvelle série sur un autre sujet. Dans les cahiers, les pages se chevauchent et on observe de nombreux retours en arrière. On cite toujours les exploits mais, Pasteur a aussi connu des échecs, par exemple avec la fièvre typhoïde, le choléra, la fièvre jaune et bien d'autres.

LA COMMUNICATION.

Ce qui est plus surprenant, c'est qu'il possède aussi l'art de la communication. Où a-t-il appris à mettre en valeur ses résultats ? On ne sait pas car on ne connaissait pas et on n'enseignait pas alors les maximes modernes du "publish or perish" ou du "savoir-faire mais aussi faire-savoir".

Il fit une démonstration spectaculaire de ses théories contre celle de la génération spontanée, comme on l'a déjà vu avec Pouchet. On l'a vu aussi dans sa façon de ridiculiser Colin à l'Académie de Médecine, lorsque celui ci s'opposa à lui en prétendant que les poules étaient sensibles au charbon. Il organisa comme un professionnel de la communication la préparation et les retombées de l'expérience de Pouilly le Fort, première démonstration logique de l'efficacité de la vaccination. Il avait décidé qu'il ne participerait pas lui-même à l'expérience pour éviter tout soupçon de supercherie et il n'était même pas présent sur place. Mais il avait pris le soin, et le grand risque, de mobiliser la presse et l'opinion publique.

Pasteur a l'illumination qui lui permet de comprendre Jenner, il extrapole et pressent les applications illimitées du principe de la vaccination. Le vaccin antivariolique est certes différent aujourd'hui de celui que Pasteur avait utilisé, mais le principe des vaccins vivants atténués est appliqué à de nombreuses maladies: variole, poliomyélite, rougeole, rubéole, oreillons, tuberculose et d'autres. Les vaccins inactivés sont appliqués à la poliomyélite, la grippe, la typhoïde, aux infections à pneumocoques; les vaccins antitoxines à la diphtérie, au tétanos.

LES MOYENS DE LA RECHERCHE

Pour réclamer des moyens de recherche, Pasteur s'adressait directement aux ministres et à l'Empereur ; il obtenait souvent satisfaction. Ses arguments étaient souvent marqués de considérations économiques et même patriotiques. Les éleveurs de vers à soie, puis les vignerons, les brasseurs, les éleveurs font appel à lui pour les aider à résoudre leurs problèmes pratiques (flacherie, vin piqué, charbon). Pour la bière, après la défaite de 1871, il veut préserver l'industrie de la brasserie face aux concurrents germaniques.

Si l'on compare les méthodes d'obtention des crédits de recherche aujourd'hui à partir de sources publiques ou privées, on voit évidemment toutes les différences. Aujourd'hui, les projets et les réalisations scientifiques sont évalués, jugés et filtrés à plusieurs niveaux. Les projets pour lesquels sont demandés des moyens de financement doivent faire l'objet d'une demande documentée qui demande un travail laborieux et qui est évaluée par des commissions d'experts de la discipline. Si les crédits sont obtenus et le travail commencé, les résultats sont enregistrés et interprétés chaque jour par l'équipe de recherche. Puis vient le temps de la publication: le manuscrit est soumis à l'examen d'un ou de plusieurs "pairs" qui décident de l'originalité, de la légitimité et de l'intérêt de la publication, conditions essentielles de l'existence même de ce programme. Ces divers niveaux offrent la garantie que la plupart des contributions fantaisistes sont éliminées. Mais il est certain que cette procédure complexe empêche l'épanouissement de certaines idées géniales et non conventionnelles ainsi que l'exploitation d'observations fortuites qui entraînent vers des voies de recherche non initialement prévues.

LA FIN D'UNE VIE.

En 1894, Pasteur, malade ne travaille plus très activement, mais il assiste à une explosion de conséquences de ses découvertes. Il a vu s'ouvrir l'institut qui porte son nom mais où il n'aura, en fait, que peu travaillé.

Cette année là, Roux présente à Lille les résultats obtenus avec les premiers essais de sérothérapie antidiphtérique. Pasteur admire la rigueur des expériences et rappelle ce qu'il avait conseillé à ses disciples:

"Méfiez-vous surtout d'une chose: la précipitation dans le désir de conclure. Soyez à vous-même un adversaire vigilant et tenace, songez toujours à vous prendre en faute".

Ces résultats devaient aboutir à l'élimination de la diphtérie.

En Octobre, il apprend la découverte par Yersin du microbe de la peste obtenue en appliquant strictement la méthode pastorienne:

"L'aptitude de certains animaux à contracter la peste me permettait d'entreprendre dans de bonnes conditions une étude expérimentale de la maladie. Il était tout indiqué de rechercher tout d'abord s'il existe un microbe dans le sang des malades et dans la pulpe des bubons".

Il assiste aussi aux travaux de Metchnikoff qu'il avait appelé auprès de lui et qui expliquait par l'intervention des globules blancs du sang ou leucocytes, l'immunité, soit naturelle, soit acquise, de l'organisme contre une maladie déterminée. Ces nouvelles théories, qui développent ce qu'il avait pressenti, mais jamais démontré, lui plaisent et il stimule ces jeunes équipes. C'est en fait la naissance de l'immunologie.

Il put ainsi voir se développer les progrès dont il avait ensemencé le ferment et qui devaient aboutir à une floraison d'avancées concrètes dans la lutte contre les maladies infectieuses grâce à la compréhension de la nature et des propriétés des agents qui les provoquent.

Le 1er Novembre de cette même année 1894, il fut pris d'une violente crise d'urémie et il devait mourir moins d'un an plus tard.

LA MEDECINE ENVAHIE PAR LA TECHNOLOGIE

Herbert Geschwind
Professeur associé et ancien chef du département d'Ethique médicale, Université de Paris XII.

PROMETHEE DECHAINE.

Dans son livre, " Prométhée, Faust, Frankenstein ", le philosophe Dominique Lecourt fait référence à Hans Jonas[1], qui écrit dans son essai *le Principe Responsabilité* " Le Prométhée définitivement déchaîné, auquel la science confère des forces jamais encore connues... réclame une éthique... qui empêche le pouvoir de l'homme de devenir une malédiction pour lui. La soumission de la nature destinée au bonheur humain a entraîné par la démesure de son succès le plus grand défi pour l'être humain que son faire ait jamais entraîné ". L'avatar contemporain de Prométhée, pense J.J. Salomon (*le destin technologique*), est le chercheur, le scientifique, l'ingénieur, le technicien dont les travaux sont voués au sein des laboratoires à multiplier les découvertes et les innovations. Ce Prométhée est plus dynamique que jamais et tellement mieux armé qu'aux débuts de l'industrialisation pour exercer son génie inventif. Mais " le champ de ses activités est désormais borné. Prométhée doit compter avec la résistance des choses, de la matière, de la nature et avec celle de l'homme, des institutions, des sociétés. La science est prise à ses propres pièges et nul ne peut céder à l'ivresse des utopies du progrès sans savoir quel en est le coût. " Auparavant, Heidegger avait posé la question de la technique qui met l'existant à disposition de l'entreprise humaine visant à dominer la nature, démarche qui, portée à son extrême, menace la planète d'une dévastation totale. Et voilà qu'apparaît sous la plume de Goethe, une figure légendaire de la littérature populaire allemande, le docteur Faustus, qui avait tiré ses pouvoirs extraordinaires d'un pacte avec le diable. Il surimposait son visage tourmenté par une éternelle insatisfaction à la face puissante de

---

[1] Jonas Hans. Le principe responsabilité. Une éthique pour la civilisation technologique. Le Cerf, Paris, 1990

l'indomptable Titan longtemps rivé, pour sa punition, à son rocher. Ce Faust, homme Dieu entre le Moyen Age et l'humanisme, comme le décrit Thomas Mann, se donne au Diable par une soif insolente de connaissance et de pouvoirs magiques. Comme le conte de l'apprenti sorcier ou le mythe du Golem créé à partir d'une poussière sans vie au 16è siècle, le monstre du docteur Frankenstein rappelle la difficulté à rétablir la situation quand une création destinée à être bénéfique se révèle au contraire destructrice.

L'HOMME MENACE.

Au-delà de l'éthique, la bioéthique s'interroge sur la crainte que les découvertes révolutionnaires de la biologie moderne ne conduisent à une sorte d'Hiroshima cellulaire, ne s'attaquent à l'individu pour le transformer et n'altèrent la forme humaine dont nous avons reçu l'héritage. Notre monde dominé par la rationalité techno-scientifique est en droit de s'interroger sur la démesure humaine qui suscite un intarissable élan vers un monde moderne que l'on croit meilleur malgré une belle série de catastrophes. Plus récemment, le Pape Jean Paul II dénonce les menaces qui pèsent sur la vie humaine et attentent à sa dignité comme la contraception, l'avortement, la procréation assistée ou l'euthanasie. Ce comportement médico-technique est ainsi mis en cause parce qu'il favorise une sorte d'attitude prométhéenne de l'homme qui croit pouvoir s'ériger en maître de la vie et de la mort parce qu'il en décide, tandis qu'en réalité, selon le Pape, il est vaincu et écrasé par une mort irrémédiablement fermée à toute perspective de sens et à toute espérance. Le chef de l'église catholique se demande si les possibilités ouvertes par les sciences biologiques ne mettent pas en péril tout l'édifice des croyances et pratiques qui, autour de l'énigme de la naissance et de la crainte de la mort, ont organisé les rapports imaginaires de l'homme occidental. Tout compte fait, le véritable Prométhée moderne pourrait être celui qui oserait s'interroger sur la nature du mal moins que sur la perspective du bien.

LES PARADIGMES DE LA SCIENCE.

Ainsi est rejoint le travail fondamental de l'éthique médicale: l'évaluation exacte du rapport risque/bénéfice pour le malade et la société surtout quand interviennent des technologies innovantes. Dans son ouvrage

" *La quête incertaine, science, technologie, développement* ", J.J. Salomon affirme que le développement est une quête incertaine dont l'un des instruments majeurs est le recours à la science et à la technologie. Cette quête est incertaine parce que la partie n'est pas gagnée d'avance et qu'elle met en jeu le prix de la modernité et les avantages économiques, sociaux, culturels contre les sacrifices à consentir. Le développement ne laisse pas intactes les structures sociales sur lesquelles il porte. Il ne touche pas toujours aux leviers du changement qui affectent dans le sens du mieux ce qu'il transforme. En dépit des promesses du rationalisme des Lumières et du positivisme du siècle dernier, le progrès scientifique et technique ne coïncide pas nécessairement avec le progrès social et moral. Est-ce parce que science et technique, quel que soit leur objet, - et cela est encore plus valable pour le domaine de la santé qui passe par l'instrumentalisation de la médecine - reposent sur le paradigme d'un groupe scientifique qui obéit à l'ensemble des traits communs partagés par ses membres et dont ils tirent leur identité ? Quel est le biais induit par ces caractéristiques composées d'une série d'éléments cognitifs, techniques, socioprofessionnels et symboliques communs au groupe qui a reçu pour mission d'aller constamment de l'avant pour le plus grand bénéfice de la santé et du bien être ?

IMAGE CONTRE REGARD.

Il en est ainsi du recours à l'imagerie dans le domaine de la médecine. Exceptionnels sont aujourd'hui les diagnostics établis sans le recours à l'image, seule garante aux yeux de la nouvelle médecine, de la vérité et de la réalité. D'où le recul irréversible des autres méthodes d'approche diagnostique telles qu'elles étaient encore en vigueur au milieu de notre siècle, à l'exception des rayons X à l'époque encore balbutiants. Il s'agit notamment de la conversation, de la relation orale médecin-malade, appelée interrogatoire, anamnèse, histoire de la maladie. Il s'agit aussi du simple regard du médecin appelé inspection, du toucher appelé palpation et percussion, de l'écoute appelée auscultation souvent interprétée à tort comme examen alors que sont utilisés dans cette approche l'oreille et le stéthoscope. Mais en même temps, l'imagerie s'est développée, perfectionnée, diversifiée par la multiplication de ses supports, la précision de sa définition pour explorer non plus la structure seule mais aussi la fonction. Une médecine instrumentale, instantanée, est en train de remplacer le travail des personnes avec les autres personnes. Celui d'une " médecine lente " avec ses composantes: l'accueil, l'écoute, le temps passé. Son noyau dur reste ce contact entre un malade et un soignant, une relation complexe entre deux personnes, assortie d'une action directe sur un corps malade. Elle comporte assurément la force du regard. Pas seulement celui, froid, du technicien pour en tirer une image uniquement exploitable pour la préparation du geste technique approprié. Mais celui de l'humaniste qui croise le visage de l'autre, de celui qui est là et dont il est responsable. De ce concept du regard (Levinas), Michel Foucault dit que pour le médecin " il prend la forme du regard clinique qui opère sous un champ ouvert et agit par l'ordre successif de la lecture. Il enregistre et totalise ". Au-delà de l'oreille tendue vers un langage, cet œil clinique joue le rôle de l'index qui palpe les profondeurs. L'expérience clinique faite de ces multiples relevés, " peut explorer l'espace tangible du corps, masse opaque où se cachent d'invisibles lésions ". Foucault ajoute que le regard médical qui intègre la « trinité » vue-toucher-audition définit une configuration projetable virtuellement sur les organes dispersés du cadavre. Le triomphe du regard sera l'autopsie par laquelle la médecine accède à la " présence lumineuse du visible " en déterminant la forme, la grandeur, la position et la direction des organes (X. Bichat, 1798). L'exploration perceptive est dessinée par le plan clair d'une visibilité au moins virtuelle. " C'est une image qu'ils se peignent " dit encore Bichat en parlant des anatomistes, " plutôt que des choses qu'ils apprennent. Ils doivent plus voir que méditer ". Nous voici déjà confrontés à la première référence à l'imagerie virtuelle, celle apparue deux siècles plus tard avec le support numérique capable de traiter toutes les images. Celles obtenues à partir d'une vision simple sous endoscopie qui par les fibres optiques du diamètre d'un cheveu recueille les vues les plus éloignées - dans les bronches, la vessie, l'estomac, les artères - jusqu'aux représentations fonctionnelles par résonance magnétique ou scintigraphie de la contraction cardiaque, bientôt de l'activité cérébrale. Pourra-t-on parler alors d'une illustration de la pensée? Quel est le prix à payer pour ces photographies comme celles que les magazines achètent à prix d'or aux reporters? Le prix ici n'est plus imputé aux voyeurs, lecteurs prédateurs affamés de sensationnel et de morbide mais au patient qui subit les contraintes (douleur, patience, risque d'anesthésie) et celui de la société qui en supporte le coût. Pour le bénéfice de la médecine et de la connaissance scientifique qui est ainsi en mesure de démonter des mécanismes physiopathologiques, de comprendre des processus, de prélever des tissus vivants autrefois accessibles seulement après la mort. Au-delà, c'est une possibilité désormais offerte de diagnostics précis et d'incursion dans l'avenir par le pronostic de telle ou telle tumeur dont l'analyse histologique révèle l'extension, la gravité, les potentialités évolutives. Ce tableau est le garant d'une prévention précoce, donc d'autant plus efficace. Le savoir se développe selon tout un jeu d'enveloppes, dit encore Foucault, que les anatomistes ont la tâche de rendre transparent. Ce qui cache le rideau de nuit sur la vérité, c'est la vie. La mort au contraire ouvre à la lumière du jour le noir coffre des corps. Les méthodes modernes inversent les rôles par l'exploration du corps vivant en activité et en révèlent les constituants bien avant que la mort permette de l'autopsier, de l'analyser.

TRAFIC D'IMAGES.

Le problème est d'évaluer le prix du renseignement, le bénéfice qu'en tire le patient, éventuellement les autres patients atteints de la même pathologie et la société. Il s'agit aussi d'évaluer l'image à sa valeur réelle, à son importance stratégique, tant est grand son impact actuel sur la société. Il est encore plus grand quand on passe de la photographie muette et fixe à l'image animée qui délivre le certificat d'authenticité. La preuve par l'image annule les discours et les pouvoirs. Chimique ou magnétique, celle-ci incarne désormais l'autorité suprême, le réel. Cependant, par la manière de les enregistrer, de les sélectionner, de les retenir parmi mille autres possibles, les images acquièrent une subjectivité qui peut nous entraîner à lui obéir. Montrer un document, une couleur, une forme, c'est faire exister l'objet de l'étude. Choisir de ne pas le montrer relève du domaine de l'anéantissement. La coïncidence du fait et de son image incite à prendre la carte pour le territoire, à confondre voir et savoir. Il en est de même de la projection en grand format, pour la mise en relief de documents en gros plan, avec l'arbitraire de voir de loin ou de près. Devant la console de visualisation, on se tait. Visualiser, c'est expliquer. Le " je vois " remplace le " je comprends ". J'y ai cru parce que je l'ai vu. On n'oppose plus valablement un discours à une image. Une visibilité ne se réfute pas par des arguments. Grande est la tentation de statuer définitivement sur les seules images. Le médecin, " l'imageur ", radiologue, physicien, échographiste, endoscopiste, reçoit comme implacable et naturel ce qui est artificiel sinon construit par ses propres dispositifs. L'image divinisée et mythifiée n'est plus la conscience d'un médecin, d'un citoyen mais une machinerie socio-technique. L'image enregistrée redouble l'autorité de l'événement par un terrorisme de l'évidence. Après les microscopes et les radiographies, les traitements informatiques des images par résonance magnétique, par scintigraphie, par tomographie à émission de positons, accroissent considérablement notre maîtrise des distances, des organes et de leurs maladies en permettant une traduction virtuelle des constructions et des modèles théoriques. Les nouveaux instruments diagnostiques ouvrent l'accès aux images recueillies dans les tissus, les cellules ou les neurones. Il n'est plus utopique d'envisager que l'image d'un objet mental apparaisse un jour sur l'écran. La " citation iconographique " particulièrement prégnante en médecine, se place désormais au premier rang des justificatifs, à côté, derrière, devrait-on dire, la citation textuelle. Elle nécessite un réseau de travaux conjoints à travers les nouveaux outils que sont le CD Rom, la vidéo pour débusquer derrière elle sa puissance magique. Le rapport à l'image n'est souvent pas de raison car, immanente et parfaite, elle fascine. L'apparence risque de jouer un rôle plus important que la réalité. Les foules pensant souvent par images, se laissent impressionner par celles qui les terrifient ou les séduisent. Prenons garde qu'il n'en soit de même dans une réunion médico-chirurgicale (destinée à la prise collective de décision d'intervention chirurgicale), fréquenté par de jeunes étudiants ou internes enthousiasmés par la science nouvelle qu'ils viennent de découvrir. Quel est alors le poids d'une muqueuse gastrique ulcérée grossie mille fois ou d'une plaque d'athérome hémorragique *" zoomée "* face à la possible discrétion des symptômes, l'éventuel mutisme des signes associés et la batterie d'examens biologiques ? Avant d'affûter les bistouris, d'assigner des tâches spécifiques aux futurs robots, d'introduire les sondes pour déboucher, de mettre en place des endoprothèses pour reconstituer, ne convient-il pas de confronter l'image des lésions avec leurs conséquences mesurables et sensibles sur l'organe, sa fonction et au-delà sur celles du corps humain ? Nos rapports avec le visible et l'invisible demeurent d'échange. Pour extraire de l'image son signifiant, il nous faut retrouver le pouvoir de voir, l'implication du regard, l'éveil, la curiosité, la capacité de l'analyse et du décryptage.

RESPONSABLE OU COUPABLE ?

Ce discours a son application. Il concerne la décision médicale. Celle du choix de la technique, de l'option entre une moindre intervention dans l'évolution naturelle et un bouleversement dans l'organisation de l'organisme humain par la création d'un désordre qu'apporte l'utilisation maximale des technologies disponibles comme, à l'extrême, celles de la génétique. De cette décision, nous portons la responsabilité. Dans ce débat, grande est la crainte des ravages du progrès technologique, d'une panique devant la lourdeur et les conséquences du choix d'un acte qui a prise sur la fragilité et la vulnérabilité du malade. Cette " assignation à responsabilité " nous oblige à garantir la survie d'un être malade plongé dans le devenir livré au caractère périssable et menacé de périr. La situation du médecin constitue l'archétype de l'agir humain dans l'irréversibilité et l'imprévisibilité des processus déclenchés. " L'agir technologique " est d'autant plus irréversible que la dynamique de l'évolution technique est cumulative, que les projections d'avenir sont incertaines et qu'elles allongent le temps d'action, donc celui de l'observation, de la crainte ou de l'espoir du devenir de l'autre.

UN PROBLEME DE SANTE PUBLIQUE ?

Ces considérations n'étaient pas inutiles pour qui souhaite s'interroger sur la relation entre l'équipe soignante et son patient et ses conséquences sur la santé publique. Nous voulons parler surtout de celle qui régit les rapports dans un système de solidarité. C'est alors que l'évaluation de la balance bénéfice/risque et coût/bénéfice prend tout son sens. Un comité d'éthique a été saisi récemment d'un dossier concernant l'utilisation d'une technologie diagnostique très sophistiquée, pour évaluer la gravité d'une atteinte tumorale et en détecter l'existence à un stade précoce. Le projet de recherche paraissait pertinent car la prévention précoce permettait d'en augmenter l'efficacité des traitements. Le protocole a été très discuté parce que les appareils destinés à pratiquer l'examen sont rares en France parce que coûteux. Les examens utilisant cette technique pourraient se multiplier en raison de l'intérêt qu'ils suscitent tant au niveau du corps médical que des patients. Les dépenses engendrées par leur acquisition retentiraient sur le budget de la santé. Les membres du comité se sont demandés si un tel appareillage était indispensable, alors que jusqu'à maintenant les équipes avaient pu s'en passer. Sa disponibilité restreinte permettait à certains privilégiés d'en bénéficier à l'étranger alors que les autres n'y auraient pas accès en France. Cette situation risquait de générer une médecine à deux vitesses. Il s'agit bien ici d'une situation où une technologie de pointe, peu disponible encore, pose tous les problèmes de son utilisation, de sa dispersion, de sa disponibilité, des avantages et frustrations qu'elle engendre et du déséquilibre qu'elle introduit dans la société.

Or la demande est forte, soumise à l'évolution rapide des techniques et à leur plus grande accessibilité aux utilisateurs. Ces techniques s'appliquent facilement et de façon fiable, sont produites en grande série et perfectionnées en permanence. Cette innovation continue raccourcit d'autant le délai entre l'apparition du produit et son utilisation. La science exerce une attraction grandissante sur le corps médical. Dans leur profil de carrière, les médecins ont besoin de publier, d'innover. L'industrie les presse d'étudier, d'évaluer puis d'utiliser les nouveaux produits car les investissements coûtent cher et les sociétés piaffent d'impatience d'en recevoir un retour rapide. Le grand public, constamment alerté par les médias, discerne difficilement ce qui est établi de ce qui n'est qu'au stade expérimental et requiert des preuves d'efficacité et de sécurité. L'utilisation de la nouvelle technologie médicale est de ce fait encore peu rationalisée. Il est dès lors difficile d'en déterminer la place dans l'arsenal diagnostique et thérapeutique comme complément ou substitut des techniques conventionnelles. Tout ce qui est techniquement possible ne doit pas nécessairement être réalisé. Il importe d'évaluer avant d'appliquer.

Evaluer c'est avant tout confronter le produit avec ceux qui existent déjà, puis d'en étudier les effets sur la société.

LE CYCLE DE LA TECHNOLOGIE.

La technologie est à la fois un produit culturel et un producteur de culture. Un nouveau savoir induit une redéfinition des pratiques. Elles peuvent assigner de nouveaux buts à une intervention, justifier la détection de désordres chez un sujet apparemment sain pour prévenir leur survenue et modifier le comportement envers les patients, les confrères, les autorités ou l'administration.

La technologie a un cycle de vie qui lui est propre. Après son évaluation et son acceptation par les professionnels et le public, les indications s'élargissent en modifiant ou en rendant plus flottante la démarcation entre médical et non médical, entre normal et pathologique. C'est ce qui s'est produit pour la définition de la mort à mesure que progressaient les techniques de réanimation et qu'elles permettaient de maintenir en vie même quand était survenue la mort cérébrale.

La technologie envahissante modifie le rapport millénaire du médecin et de son malade. Elle le sonde dans son intimité jusqu'à l'impudeur. Par là, elle raccourcit la distance entre examiné et examinateur. Elle instrumentalise leur relation en interposant un écran qui opacifie l'empathie. Pour ces raisons nous devons d'autant plus la vérité, l'authenticité, le respect de la dignité à un être humain vulnérable. C'est la condition, " l'impératif catégorique " pour ne pas l'instrumentaliser à son tour.

LES TECHNIQUES BOULEVERSENT-ELLES L'EXERCICE MEDICAL ?

Jean Toulouse
ancien chef de service au Centre hospitalier de Nevers,
ancien président du Conseil départemental de l'Ordre des médecins.

La médecine a plus progressé en cinquante ans qu'au cours des deux derniers millénaires. Certes, il y a eu des progrès significatifs épisodiques “ récents ” avec l'ère pastorienne, l'asepsie, les vaccins... Mais c'est à partir des années 1950 que tout explose à une vitesse incroyable. Les prouesses techniques succèdent aux découvertes de la biologie. Le public, médusé, assiste à cette accélération car, dans le même temps, les progrès et l'instantanéité de la médiatisation ont, eux aussi, bouleversé la société.

Pas plus que la conquête de l'espace, le voyage sur la lune, il n'était concevable, il y a cinquante ans, d'envisager entre autres prouesses des organes artificiels, des transplantations, des chimiothérapies efficaces, etc. Rien ne paraît plus impossible : donc tout doit être réalisé et, si possible, tout de suite et pour chacun. Comme, dans le même temps, la prise en charge par la collectivité permet d'accéder à toutes les nouvelles thérapeutiques sans bourse délier, elles ont tendance à devenir un droit partout exigible.

C'est dans ce contexte que se pose la question des conséquences de ces progrès sur l'exercice du métier de médecin et, au-delà de l'exercice, sur la médecine elle-même.

CONSEQUENCES DES PROGRES TECHNIQUES SUR LE METIER DE MEDECIN ET SON EXERCICE

Une telle augmentation des connaissances et de la technicité devrait être accompagnée d'une considérable remise en cause de l'apprentissage du métier.

Or, cette mise à jour est loin d'être faite. On peut comprendre que la rapidité d'évolution des matières et techniques médicales rend difficile une adaptation aussi rapide des conditions d'enseignement.

L'organisation des études de médecine est une lourde machine que de multiples commissions, depuis vingt cinq ans, dans notre pays essaient, sans y parvenir vraiment de rénover et d'adapter. Certaines réformes ont, certes, contribué en partie aux progrès de la recherche et des connaissances médicales. Ainsi de la création des CHU, peuplés de médecins plein temps voués à la fois à l'enseignement, aux soins et à la recherche.

Mais cette réforme, célébrée à l'envi lors de sa mise en œuvre, a aussi quelques conséquences négatives. Enfermés depuis le début de leurs études dans l'univers hospitalier, ces maîtres n'ont plus vraiment l'expérience d'une médecine de terrain qui, heureusement, n'a pas toujours à devenir une médecine sophistiquée. Ils enseignent un métier dont ils ne connaissent pas toujours l'application pratique. Il en résulte une grande inadaptation de leurs élèves à l'exercice du métier à la sortie de la Faculté. Les étudiants possèdent des connaissances théoriques multiples, mais assez mal leur mode d'emploi.

Une heureuse correction est apportée depuis quelques années par la mise en œuvre de longs stages auprès des praticiens : les étudiants, frais et moulus des Facultés et des hôpitaux, découvrent alors la vraie figure de la médecine praticienne.

Si l'apprentissage du métier a quelques difficultés à s'adapter au progrès technique, il reste que l'importance et la quantité des connaissances proposées au médecin rendent difficile sinon impossible l'exercice de l'omnipratique à un certain niveau de prise en charge du patient.

Il en résulte *un développement fantastique des spécialités,* de plus en plus fragmentées et de plus en plus "pointues". On dénombre actuellement environ mille sept cents diplômes universitaires et inter universitaires spécialisés ! Cet éclatement des recours techniques impose, sous peine d'inefficacité pratique, une coordination : d'où l'idée, très à la mode, de la mise en place *de réseaux de soins* permettant théoriquement d'articuler entre elles ces multiples micro-spécialités avec l'objectif de définir et de proposer une véritable *stratégie* de prise en charge du patient.

De cette nouvelle organisation de soins, on voit immédiatement le risque : enfermement du patient dans une structure impersonnelle, faite d'une juxtaposition ou d'une succession de techniques et de techniciens. Cette juxtaposition a tendance à étouffer l'indispensable côté humaniste de la prise en charge de la personne malade dans sa globalité. A travers les multiples progrès techniques, on peut craindre, et c'est un euphémisme, *que les patients, de plus en plus et peut-être de mieux en mieux traités*, soient de moins en moins *soignés* au sens étymologique de prendre soin.

Prendre soin, en effet, commence par l'établissement d'une relation personnalisée indispensable à la création d'un climat de confiance nécessaire pour la réalisation de soins efficaces même, et surtout, s'il s'agit de soins faisant appel à des techniques sophistiquées.

Pour cette raison, dans le cadre de réseaux de soins, il reste nécessaire que continue d'exister un médecin *référent*, interlocuteur privilégié du patient. Le dialogue est toujours indispensable. Mais on parle à une personne, et non à un réseau.

Autre conséquence des progrès techniques sur l'exercice du métier : un certain nombre de gestes techniques, jusque là réservés au médecin, ont sans doute vocation à être réalisés par des techniciens, formés pour cela, sans qu'il soit nécessaire qu'ils soient passés par des études médicales. Il est probable qu'une formation technique très ciblée constituerait un grand progrès et permettrait donc une meilleure efficacité. Le médecin reste néanmoins responsable de l'indication et, éventuellement, de l'interprétation, lorsque celle-ci n'est pas automatisée...

Des exemples existent déjà, notamment dans le domaine de l'optique, des examens endoscopiques, de l'imagerie médicale. Ils auront inévitablement tendance à se multiplier.

CONSEQUENCES DES PROGRES TECHNIQUES AU-DELA DE L'EXERCICE DU METIER.

Si l'évolution des techniques médicales retentit sur l'exercice du métier, elle a aussi des conséquences sur le métier lui-même. Mais, *à* ce niveau, il y a lieu de prendre en compte d'autres facteurs que les progrès techniques médicaux et notamment les modifications du contexte sociologique et les progrès en matière *de communication*.

Ces facteurs ont déjà changé et vont encore davantage dans le futur, modifier profondément la relation médecin - patient – en introduisant, dans le "colloque singulier" de multiples intermédiaires.

- *les organismes d'assurance maladie* du fait des multiples obligations qu'ils imposent tant aux médecins qu'aux patients.

- *les associations de malades* qui se créent dans de nombreux domaines de la pathologie. A ce jour, on en dénombre plus de mille en France. Ces associations, très structurées, souvent très au fait dans leur domaine devraient être une aide précieuse pour le malade comme pour le médecin, si celui-ci ne les considérait pas trop souvent comme attentatoires à son "pouvoir".

- *les associations de consommateurs* dont le but souvent revendicateur et contestataire est, sous couvert d'une défense des patients, une véritable attaque des médecins individuellement et globalement.

- plus récemment Internet qui donnera à chaque internaute la possibilité d'interroger à l'autre bout du monde n'importe quel spécialiste de son choix, d'avoir accès à toutes les banques de données concernant sa maladie ou celle dont il pense être atteint.

Dès lors, il pourrait se présenter chez son médecin avec un véritable dossier médical réuni à son initiative, sans jamais avoir été examiné. On conçoit que, dans ces conditions, la relation médecin - patient soit singulièrement modifiée.

De cette évolution du contexte sociologique et des progrès techniques en matière de communication résultent de multiples conséquences à la fois *sur le comportement des patients* et sur *celui des médecins*.

On connaît l'appétence du grand public pour tout ce qui concerne la médecine. Les médias exploitent cette appétence au nom du droit à l'information, sans guère se préoccuper des effets parfois délétères d'une information souvent sans nuance présentant une véritable médecine spectacle.

Certes, le droit à l'information du patient est un droit reconnu par l'Article 35 du Code de Déontologie médicale.

Jusqu'à un passé récent, notamment dans les pays latins, il était considéré souhaitable que cette information soit donnée par le médecin et adaptée par lui à la situation particulière de son patient.

L'évolution actuelle ne se fait pas dans ce sens : les patients ont revendiqué la communication sans intermédiaire ni "traducteur" de leur dossier médical, sans bien comprendre qu'il y a une différence entre les données médicales, l'interprétation qui en est faite par le médecin et les hésitations qu'elles peuvent engendrer. La loi « KOUCHNER » de 2002 a précisé dans le détail les conditions d'accès du patient à certaines pièces essentielles de son dossier.

Et on voit, en France, comme dans bien d'autres pays avant nous, se développer *une "judiciarisation"* de la médecine : multiplication des plaintes, obligation d'une information exhaustive des patients avant tout acte médical avec inversion de la charge de la preuve en cas de procès, apparition récente de notions jurisprudentielles nouvelles :

- notion d'aléa médical,
- notion de perte de chance,
- notion de responsabilité sans faute,

le tout, toujours sous-tendu par la revendication, dans tous les cas, *d'une indemnisation.*

Il faut toutefois souligner que le contentieux est le plus souvent la conséquence d'une absence ou d'une insuffisance de dialogue, ce qui confirme qu'en aucun cas les progrès techniques ne doivent effacer l'obligation d'une relation d'essence humaniste entre médecin et patient.

Une preuve supplémentaire en est paradoxalement apportée, dans cette ère de technicité triomphante, par le fait que dans le même temps où est contestée la médecine « officielle », on constate l'essor de médecines dites "douces", dans lesquelles le savoir-faire du thérapeute constitue, avec sa composante charismatique plus que psychologique, un élément primordial.

Parallèlement aux modifications de comportement des patients apparaît une modification de comportement *des médecins* face aux risques du métier.

Comme tout un chacun à l'heure actuelle ces derniers ont tendance, notamment en milieu urbain, à revendiquer le droit aux loisirs, au repos, à des horaires de travail limités. De plus en plus souvent, on voit certains médecins délaisser leurs obligations déontologiques en ce qui concerne les services de garde, se décharger des urgences sur les hôpitaux dont les services d'accueil reçoivent de plus en plus de patients qui, naguère, étaient pris en charge par la médecine de ville. Dans les hôpitaux eux-mêmes et en accord avec les règlements édictés dans l'Union européenne, la charge et les temps de travail ont fait l'objet en 2002 de mesures visant à comptabiliser les temps de repos succédant aux gardes et aux interventions d'urgence, pour les praticiens comme pour les personnels paramédicaux ; un temps maximum de présence hebdomadaire à l'hôpital a ainsi été édicté pour les personnels médicaux. L'organisation des services et surtout leur disponibilité s'est trouvée profondément modifiée, obligeant à envisager des recrutements supplémentaires.

A ce désengagement social, s'adjoint chez certains praticiens la mise en pratique constante et absolue d'une certaine " frilosité ". Certes le "principe de précaution", est rappelé dans l'Article 40 du Code de Déontologie médicale : "le médecin doit s'interdire dans les investigations et interventions qu'il pratique, comme dans les thérapeutiques qu'il prescrit, de faire courir au patient un risque injustifié". Ce principe tend à s'appliquer non pour la sécurité du patient, ce qui est nécessaire, mais aussi pour celle du praticien.

Enfin, ce contexte général a une incidence sur le recrutement des médecins, surtout dans certaines spécialités à risque ou dérangeantes comme l'obstétrique, l'anesthésiologie, la psychiatrie. Dans ces disciplines, la pénurie commence à se faire sentir. Elle rejoint la pénurie de la médecine de terrain dite médecine générale, en de nombreuses régions.

Le problème démographique se complique encore du fait d'une féminisation croissante de la profession. Nos consœurs, du fait de leurs charges familiales cumulées avec le métier, mais aussi du fait des problèmes d'insécurité en milieu urbain souhaitent travailler différemment du mode le plus traditionnel - c'est-à-dire le plus disponible - de l'exercice du médecin de famille ou plus généralement du médecin " praticien ".

Tout ce qui précède concerne essentiellement la médecine de soins, qui n'est qu'une partie du métier.

Esculape, le fils d'Apollon et Dieu de la Médecine avait deux filles : Hygie et Panacée ; l'une, *Panacée*, régnait sur les soins et la thérapeutique, l'autre, *Hygie*, sur l'hygiène et la prévention.

Il apparaît que, dans le contexte de progrès technique actuel, Panacée ait quelque peu éclipsé sa sœur Hygie. Or, les deux aspects de la médecine sont pourtant indissociables et l'Article 2 du Code de déontologie le rappelle : "le médecin est au service de l'individu et de la santé publique".

C'est une conséquence fâcheuse des progrès techniques d'avoir minimisé, voire occulté le rôle en matière de Santé Publique, du médecin.

Or, les progrès des connaissances, la perception des limites de possibilités thérapeutiques, le coût de plus en plus exorbitant des soins sophistiqués au regard d'un budget sanitaire limité, le fait enfin que les 3/4 des habitants de la planète ne peuvent avoir accès à des soins de haute technicité, toutes ces raisons exigent de s'intéresser à la prévention et au dépistage.

Pour prendre quelques exemples, les instances médicales dans notre pays constatent soixante mille morts par an du fait du tabac, au moins autant du fait de l'alcool, quelques milliers du fait du sida alors que toutes ces pathologies sont évitables. Sur un registre démographique par ailleurs, l'espérance de vie augmente mais cette augmentation n'est due à la médecine de soins que dans une proportion de vingt cinq pour cent malgré l'importance des progrès techniques réalisés.

Lorsqu'on sait tout cela, on est obligé de se dire qu'une part de la médecine - et donc des médecins - dans le domaine de la santé publique est bien faible et qu'à côté de la technicité, les praticiens devraient sans doute s'impliquer davantage dans des actions d'information, d'éducation et de prévention.

Or, dans notre pays, un tel engagement relève souvent du bénévolat. Le médecin est conditionné pour s'occuper de maladies, au mieux de malades, et non de santé ; la Sécurité Sociale confirme cette orientation en prenant en charge les soins et non les actions de santé.

Au terme de ce panorama de la médecine entrée dans une ère de progrès techniques de toutes sortes, et qu'il ne faut certes pas refuser, ce tableau sans doute caricatural peut paraître un peu sombre.

Le Conseil de l'Ordre des Médecins a pleinement conscience de ces multiples problèmes. Ils lui font obligation d'adapter la gestion de la profession dans le sens d'une recherche *de qualité.*

Par l'inscription au Tableau, l'Ordre se porte garant vis-à-vis du public de *la compétence* du médecin, compétence reconnue initialement par la délivrance du diplôme de Doctorat. Mais la rapidité d'évolution des connaissances et des techniques obligent à une mise à jour permanente et à un contrôle de cette mise à jour tout au long de la durée de cet exercice.

Dans ce domaine, rappelons que, si l'obligation déontologique de cette mise à jour est en France depuis longtemps affirmée, l'obligation réglementaire est récente mais ses modalités sont encore loin d'être définies.

Depuis des années, l'Ordre des Médecins souhaite une réforme de ses structures pour mieux remplir son rôle vis-à-vis du public mais, depuis des années, il n'a pas été possible de trouver, dans le calendrier parlementaire, le créneau nécessaire pour mettre en œuvre cette réforme. Plus que jamais les instances politiques devront tenir compte des réflexions que l'Ordre professionnel conduit à l'échelon national comme au niveau des praticiens de terrain pour proposer une mise en concordance des progrès techniques et scientifiques avec les responsabilités des hommes de métier, conscients de la prééminence de l'humanisme dans l'exercice de leur profession. A travers les réformes souhaitables, y compris celle de sa propre structure, l'Ordre des Médecins doit rester le garant de cet humanisme.

Quatrième Partie

ENTRE LE SCIENTIFIQUE ET L'HUMAIN

INTEGRATION FONCTIONNELLE ET PATHOLOGIE.

Gilbert Chauvet
Professeur de biologie mathématique, Université d'Angers,
Research professor, University of Southern California

INTRODUCTION

Un organisme vivant ne peut fonctionner s'il est réduit en ses composantes. Cela signifie implicitement que les sous-systèmes biologiques sont en étroite interaction, une interaction si forte que la suppression de l'un d'eux conduit à la mort de l'ensemble. A cette évidence, la biologie n'apporte pas de réponse. Bien sûr, l'approche réductionniste est nécessaire. Mais elle n'est pas suffisante pour comprendre le fonctionnement d'un être vivant, et par conséquent les perturbations de ce fonctionnement qui constituent la pathologie. Le fonctionnement d'un être vivant requiert l'intégration des fonctions physiologiques. Ce terme " intégration" n'a de sens que dans une approche systémique : le système biologique réduit en ses composantes doit pouvoir être " reconstruit " de façon à reproduire son fonctionnement. *Une telle " reconstruction " ne peut être que mathématique*. En effet, comment les mécanismes élémentaires découverts par l'approche réductionniste pourraient-ils être autrement combinés pour assurer la fonction globale ?

Cette question pose des problèmes théoriques et expérimentaux. Ainsi, on comprend bien que la reconstruction d'un organisme ne puisse être que théorique, au sens le plus noble du terme, c'est-à-dire dans le cadre d'une théorie ayant sa cohérence et ses propres limites, conduisant à une explication des phénomènes observés à l'aide d'expériences. Cette théorie doit être de nature mathématique car on ne peut comprendre des systèmes complexes dans lesquels " tout varie " sans une formulation adaptée. Elle doit permettre de définir mathématiquement les termes " reconstruction " et " intégration ". L'intégration des mécanismes physiologiques élémentaires ne peut-être que mathématique, au sens où ce terme est utilisé dans ce domaine des mathématiques. De façon complémentaire, l'approche expérimentale est nécessaire : nécessaire pour valider les résultats des modèles construits dans le cadre de la théorie, nécessaire pour déterminer les valeurs des paramètres des modèles, nécessaire pour identifier les mécanismes.

LE CADRE THÉORIQUE

On ne peut appréhender l'aspect fonctionnel de la biologie sur les seules bases physiques. Par exemple, une définition opérationnelle de ce qu'est une fonction physiologique en général, au sens de formalisable, est d'emblée nécessaire. De la même façon que le système physique est défini à partir des concepts de force et d'énergie, le système biologique doit être défini à partir d'un concept suffisamment général. Ainsi, est proposée *l'interaction fonctionnelle* comme l'élément de base d'une description formalisée d'une fonction physiologique. En effet, une fonction physiologique est le résultat de l'action d'une structure (organe, tissu ou cellule) sur une autre structure. Elle peut être considérée comme la résultante d'interactions fonctionnelles élémentaires, chacune étant l'action d'une structure physique sur une autre, à un certain niveau qu'il conviendra de définir rigoureusement. Cependant, l'interaction fonctionnelle élémentaire est très différente de l'interaction physique qu'est la force car elle est non locale et non symétrique.

Unité structurale et interaction fonctionnelle.

La figure 1 montre les deux concepts fondamentaux de cette théorie : *l'unité structurale* et *l'interaction fonctionnelle*.

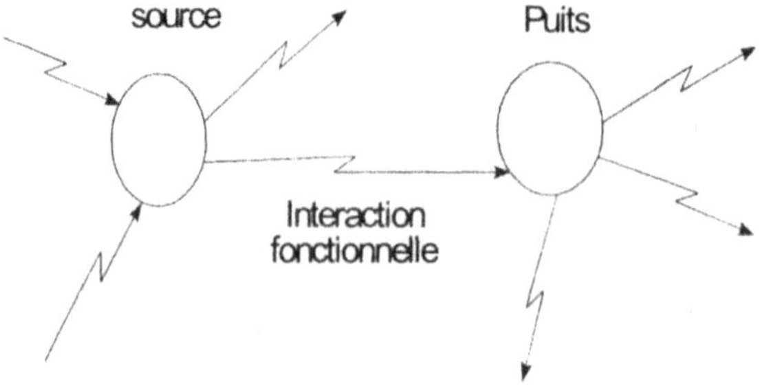

Figure 1 : L'unité structurale-source agit sur l'unité structurale-puits par l'intermédiaire de l'interaction fonctionnelle non locale et non symétrique.

L'unité structurale représente l'ensemble des structures physiques qui ont les mêmes propriétés physiologiques et anatomiques comme, par exemple, les neurones dans le système nerveux. L'interaction fonctionnelle décrit le transport à vitesse finie d'un produit désigné par ψ_{ij}, entre deux unités structurales, la source u_i et les puits u_j, par exemple le potentiel d'action entre deux neurones ou bien une molécule messager entre deux organites d'une cellule. C'est ce signal que l'on appelle une *fonction physiologique élémentaire* et que l'on représentera par ψ_{ij}. Cet ensemble d'interactions fonctionnelles est le vecteur d'état d'un système dynamique qui en décrit l'évolution :

(1)

$$\frac{d\psi_{ij}}{dt} = f_{ij}(\psi_{12},\ldots,\psi_{ij},\ldots;\rho_1,\rho_2,\ldots,\rho_p) \qquad i \neq j = 1,\ldots,p$$

Dans ce système, les quantités ρ_i décrivent les paramètres physiques ou géométriques du système, de sorte que l'ensemble (ρ,ψ) désigne sa représentation.

L'ensemble de toutes les interactions fonctionnelles au sens large, c'est-à-dire l'ensemble de tous les triplets source, puits et interaction entre source et puits, constitue le système biologique. Alors, le système dynamique associé à cet ensemble se compose des systèmes dynamiques associés à chacune des fonctions physiologiques (ou sous-systèmes) en interaction. Dans la décomposition du système en sous-systèmes, il existe donc : (i) les *interactions fonctionnelles élémentaires*, c'est-à-dire celles qui ne peuvent être davantage décomposées; (ii) les *fonctions physiologiques élémentaires*, c'est-à-dire celles qui sont constituées d'un certain ensemble d'interactions élémentaires ; et enfin (iii) les *fonctions physiologiques* qui résultent de l'interaction de fonctions physiologiques élémentaires. En raison de la complexité de tels systèmes, il est nécessaire de disposer d'une méthode qui assure une décomposition unique. La *hiérarchisation* du système biologique est un moyen de parvenir à cette décomposition.

Une fonction physiologique donnée résulte du fonctionnement d'un certain nombre d'unités structurales en interaction. Son fonctionnement est décrit par la dynamique des unités sur une certaine échelle de temps. On dira qu'elle détermine un niveau d'organisation fonctionnelle. Donc, on définit le niveau d'organisation fonctionnelle par : (i) un ensemble d'unités structurales avec leur propre hiérarchie structurale en noyau, cellule, tissu, organe ; et (ii) le processus physiologique, c'est-à-dire la dynamique entre les unités structurales sur une certaine échelle de temps. Il faut maintenant entrer davantage dans les détails, en particulier tenir compte des interactions de cette fonction avec d'autres fonctions.

Pour cette raison, nous avons introduit deux systèmes biologiques abstraits, cependant implicitement liés, le (O-FBS)[1] qui décrit l'organisation des connexions entre les unités structurales (ce sont des interactions fonctionnelles), et le (D-FBS)[2] qui décrit la dynamique de ces connexions représentée par un système d'équations du type (1) (Fig. 2). La détermination de l'ensemble des unités structurales participant à une fonction physiologique donnée est soumise à une contrainte importante, la *stabilité* de sa dynamique, tant pour le (O-FBS) que pour le (D-FBS) : les variables d'état du système, solution d'une équation de type (1) restent dans un domaine fini de valeurs (ce sont les plages de valeurs des résultats de mesure biologique en clinique médicale). D'une part, le système (O-FBS) en formation ne peut qu'évoluer vers une région de plus grande stabilité créée par les deux unités s'associant, de sorte que la génération du (O-FBS) est satisfaite grâce à une condition suffisante d'existence de l'interaction fonctionnelle élémentaire selon un principe d'auto-association. D'autre part, le processus fonctionnel représenté par le (D-FBS) *existe*, autrement dit, du point de vue mathématique est stable, seulement pour un certain ensemble d'unités structurales.

Ces deux conditions d'existence relatives au (O-FBS) *et au* (D-FBS) *fournissent le moyen de construire le système biologique en fonction de ses interactions fonctionnelles, à partir du niveau zéro (le plus bas dans la hiérarchie) qui est le niveau moléculaire dans l'espace physique.*

[1] O-FBS : Système biologique formel organisé.

[2] D-FBS : Système biologique formel dynamique.

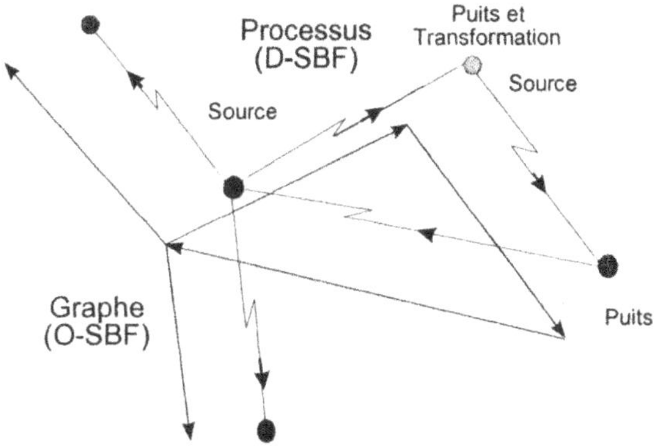

Figure 2: Le système biologique constitué de deux systèmes abstraits, (O-FBS) et (D-FBS). Le premier représente sa topologie ou organisation de ses connexions; le second décrit sa dynamique.

Les deux propriétés de l'interaction fonctionnelle.

La première propriété, la *non-symétrie*, exprime le fait qu'une fonction élémentaire agit d'une source vers des puits mais non d'un puits vers des sources. En effet, le signal est transformé dans la source avant d'être émis. C'est le cas d'une hormone émise par des cellules endocrines, qui agit sur d'autres cellules spécifiques, ou d'un potentiel d'action émis par un neurone pour stimuler un autre neurone, etc. Donc, une fonction physiologique élémentaire, et l'opérateur mathématique correspondant, représentent une action polarisée, unidirectionnelle, non symétrique. Une même molécule ou un même signal, ne rétro-agira pas directement du puits vers la source, car une transformation interne a eu lieu à l'intérieur du puits.

La seconde propriété, la *non-localité*, est certainement la plus importante dans le cas des systèmes biologiques. Elle résulte de la structuration du système en plusieurs niveaux d'organisation. Cela signifie que, décrire l'action d'une cellule sur une autre cellule revient, du point de vue mathématique, à décrire l'action d'un volume sur un autre volume, avec tous les processus en interaction qui se déroulent à l'intérieur de ces volumes. Le problème est alors de décrire l'action d'un volume réduit à un point sur un autre, autrement dit, la description quantitative de l'action d'un point sur un autre, au moyen d'un opérateur mathématique. Nous avons montré que ce type de propriété concerne la distinction entre variables globales et variables locales. Les variables globales représentent un état de l'unité structurale en entier, alors que la variable locale décrit le mécanisme élémentaire ponctuel à l'intérieur de cette unité, supposée sans interaction avec son environnement. Du point de vue biologique, ce problème est aussi celui du couplage de dynamiques entre structures situées à distance. En effet, entre ces structures distantes existe une autre structure avec sa propre dynamique. On peut appeler cette structure frontière une *discontinuité structurale* (Fig. 3).

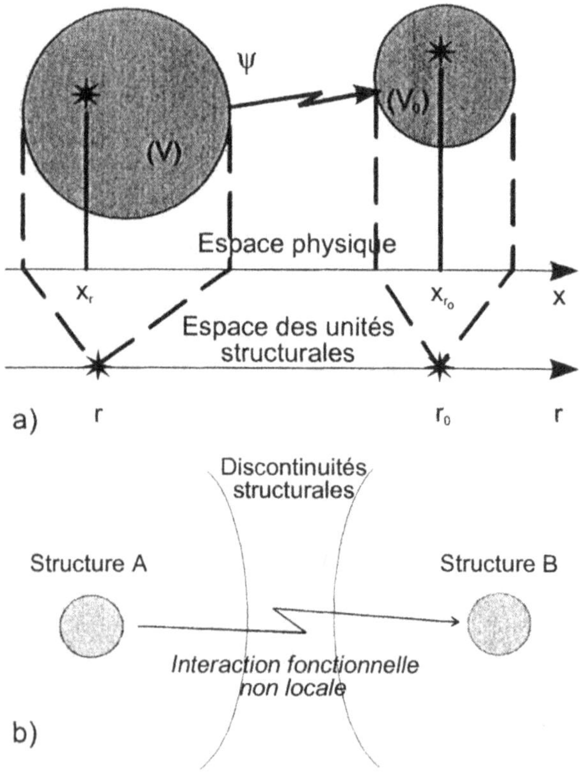

Figure 3: *Non localité*: (a) L'action du volume (V) sur le volume (V_0) correspond à l'action de r sur r_0 dans l'espace des unités. (b) Cette hiérarchie structurale met en évidence la propriété de non-localité qui correspond au transport de matière à travers la discontinuité structurale.

En résumé, les interactions fonctionnelles représentent le transport de molécules (les signaux) dans des structures non homogènes, à travers des structures qui ont leur propre fonction physiologique. La description mathématique de ces phénomènes mettra en œuvre des équations non locales. Par exemple, les équations de réaction-diffusion contiendront des termes non locaux traduisant l'effet des discontinuités structurales, siège de processus physiologiques distincts. Ainsi, dans le passage du potentiel d'action d'un neurone à l'autre, la synapse constitue une discontinuité structurale et apparaîtra au niveau inférieur de l'organisation structurale. Ceci constitue une différence essentielle avec les phénomènes observés en physique.

Représentation d'une fonction physiologique comme un hypergraphe orienté.

Il y a deux contraintes physiques, la représentation *continue* des variables d'état qui évoluent dans un continuum, et la *hiérarchie* du système. Il en résulte pour l'interaction fonctionnelle la propriété de non-localité, c'est-à-dire une propriété d'espace selon laquelle le système biologique dépend de mécanismes qui sont localisés ailleurs dans l'espace physique mais pas à une distance infinitésimale. Ce problème, qui est aussi celui de l'action d'un volume sur un autre, a ainsi pu être remplacé par un autre problème mathématiquement soluble, celui de l'action d'un point sur un autre point. Ce point représente l'unité structurale localisée dans un espace spécifique abstrait appelé *l'espace des unités.*

Il en résulte qu'une fonction physiologique peut être représentée par un graphe hiérarchique orienté, appelé en mathématique un *hypergraphe orienté*, dans lequel un sommet est l'unité structurale et une arête est l'interaction fonctionnelle non symétrique. Dans la hiérarchie structurale, chaque niveau correspond à une structure physique rigoureusement définie par une échelle d'espace. Graphiquement, la hiérarchie structurale peut-être représentée soit sous la forme d'un arbre, soit sous la forme de bulles, chacune d'elle étant incluse dans une autre. Cette organisation est appelée *l'organisation structurale.*

Chaque fonction physiologique évolue dans sa propre échelle de temps, puisqu'elle correspond à une dynamique spécifique, chacune étant distincte des autres. Pour cette raison, on les représentera dans des plans superposés, un par échelle de temps. La hiérarchie temporelle correspond aux boucles imbriquées, telles qu'on les trouve en algorithmique. Ainsi toutes les unités structurales correspondant à une même dynamique, donc à une même fonction physiologique, définissent un même niveau d'organisation correspondant à une échelle de temps. Cette organisation est appelée *l'organisation fonctionnelle.*

Conséquence : représentation des systèmes biologiques

Relation entre les échelles d'espace et les échelles de temps.

L'organisation structurale est définie par les échelles d'espace qui interviennent dans les fonctions d'échelle et dans les fonctions densité des unités structurales. Ces deux fonctions, la *fonction d'échelle* et la *fonction densité*, déterminent les espaces hiérarchiques d'unités. La relation entre la localisation physique discrète réelle dans l'espace physique et la localisation abstraite continue de l'unité dans l'espace des unités peut être formulée à l'aide des fonctions de Dirac.

Le niveau de l'organisation fonctionnelle est défini par l'échelle de temps de la dynamique. Considérons une unité structurale donnée, qui peut être soit une source, soit un puits, pour l'interaction fonctionnelle impliquée dans la dynamique à ce niveau. Puisque cette unité structurale est faite de matière physique, elle est aussi un élément de l'organisation structurale biologique. Donc, pour la même unité structurale, il existe deux organisations, l'organisation structurale et l'organisation fonctionnelle, qui peuvent être caractérisées par leurs propriétés dynamiques dans l'espace et dans le temps. Ces deux organisations sont représentées par des systèmes hiérarchiques, dont les niveaux sont définis : (i) par l'échelle de temps de la dynamique, et (ii) par l'échelle d'espace de la structure, siège de cette dynamique.

Représentation d'un système biologique : relation entre structure et fonction.

La fonction physiologique peut être représentée comme un système hiérarchique dont les niveaux sont répartis le long de l'axe des *y*, chaque niveau étant un espace d'unités structurales, le niveau le plus bas étant l'espace physique (Fig. 4). Ainsi, chaque niveau correspond à une discontinuité structurale et est représenté dans le plan *xz* par une ligne parallèle à l'axe *x*. L'axe *z* est quantifié selon les fonctions d'échelle d'espace. Le plan *xz* correspond à l'organisation structurale d'une fonction physiologique ψ_i. Selon la définition d'une fonction physiologique, tous les mécanismes physiologiques se déroulent sur la même échelle de temps correspondant à un nombre spécifique de niveaux de structures.

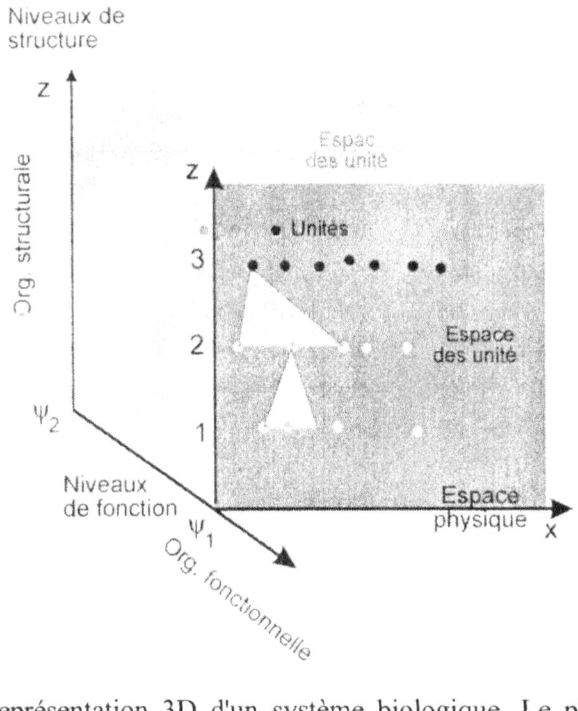

Figure 4: Représentation 3D d'un système biologique. Le plan en avant représente la fonction physiologique $\psi 1$ qui est constituée de plusieurs niveaux d'organisation structurale, le plus bas niveau étant l'espace physique.

Par exemple, dans le cas du système nerveux, les processus d'ouverture et de fermeture des canaux synaptiques ont lieu dans la même échelle de temps que les variations des processus membranaires. Nous pouvons donc associer cette fonction physiologique (potentiel de membrane) représentée dans le plan xz à un système dynamique, intégrant les mécanismes physiologiques au niveau inférieur des synapses et au niveau supérieur des corps cellulaires.

Cette même représentation peut être utilisée pour chaque fonction physiologique correspondant à un niveau donné de l'organisation fonctionnelle, avec les niveaux de structures distribués le long de l'axe y. Ainsi, chaque plan $(x\ \psi_i\ z)$, pour $i = 1, n$, représente l'organisation structurale de la fonction physiologique ψ_i. Cette méthode conduit à la représentation tridimensionnelle d'un système biologique en visualisant l'ensemble des couplages entre l'organisation structurale et l'organisation fonctionnelle. Les interactions entre deux fonctions physiologiques apparaissent clairement entre les plans correspondants, plus précisément entre les deux niveaux de structure de chaque fonction. Finalement, cette théorie fondée sur les interactions fonctionnelles élémentaires introduit implicitement la relation entre le temps et l'espace pour l'organisation, où les échelles de temps sont distribuées le long de l'axe y et les échelles d'espace le long de l'axe z.

LA PATHOLOGIE : UNE DEVIANCE DU SYSTEME BIOLOGIQUE FONCTIONNEL

L'un des avantages de la théorie présentée ci-dessus est donc de conduire à une expression visuelle et quantifiée des fonctions physiologiques qui mette en évidence leurs interactions. En particulier, la distinction entre l'organisation structurale et l'organisation fonctionnelle permet d'envisager deux aspects complémentaires de la pathologie qui affectent préférentiellement soit le système (O-FBS), soit le système (D-FBS). En effet, du point de vue systémique, la pathologie résulte d'une perturbation du système physiologique. Le système physiologique perturbé peut ne plus fonctionner si le sous-système atteint est vital pour sa survie.

Lors de l'étude du système (O-FBS), on peut montrer comment on peut *isoler* un sous-système biologique, étape préalable essentielle et obligatoire, avant toute étude rigoureuse de ce sous-système, et comment on peut *identifier* les conséquences des perturbations appliquées à un système biologique. Cette identification conduira à l'évaluation de l'effet de la perturbation au moyen du système (D-FBS).

Détermination d'un sous-système isolé en biologie. La connaissance de l'organisation fonctionnelle d'un système biologique revient à la description complète de toutes les interactions (connues) qui couplent ce système biologique aux autres systèmes de l'organisme. Par conséquent, la connaissance du graphe rend possible l'identification des interactions qui sont importantes pour l'analyse. Sur la figure 5, la bulle "REIN" par exemple est connectée aux autres bulles par des flèches qui représentent les interactions fonctionnelles entre ce système et les autres systèmes. On peut alors déterminer exactement le système isolé à des fins d'analyse à partir de (i) l'existence de ces interactions, (ii) leur importance pour l'étude qui suivra. Mathématiquement cela correspond à la détermination d'un sous-graphe dans l'immense graphe qui représente l'organisme. Ceci est un problème important puisque la modélisation d'un système, de même que l'expérimentation sur ce système, imposent des hypothèses rigoureuses.

Recherche de l'influence d'une perturbation sur le système. Dans le cadre théorique présenté, ce problème est lié, comme le précédent, à l'organisation fonctionnelle (O-FBS) du système physiologique. Puisque l'hypergraphe orienté qui le représente décrit l'ensemble des interactions entre les unités structurales, on peut rechercher l'influence d'une unité structurale sur une autre en utilisant des méthodes mathématiques comme la recherche de chemins qui conduisent de l'une à l'autre, éventuellement la recherche de boucles dans le graphe hiérarchique. Les unités structurales peuvent être localisées à grande "distance" dans le graphe (la distance n'étant pas ici prise dans son sens métrique, mais au sens topologique du nombre de sommets à traverser). On pourra de déterminer si une voie ou un chemin existe entre ces unités structurales. De telles méthodes permettent de connaître les conséquences de perturbations dans une unité structurale-puits dans le cas où une unité structurale-source de la chaîne des interactions a subi des perturbations. Evidemment, l'existence de chemins allant d'une unité perturbée à une autre est nécessaire, puisque la seconde unité peut être atteinte par la perturbation, mais elle n'est pas suffisante pour affirmer que la perturbation a un effet réel. Il faut, en plus, que l'intensité de cette perturbation propagée jusqu'en ce puits soit suffisante pour qu'un effet soit observé. Le calcul de cette intensité est fourni par le (D-FBS).

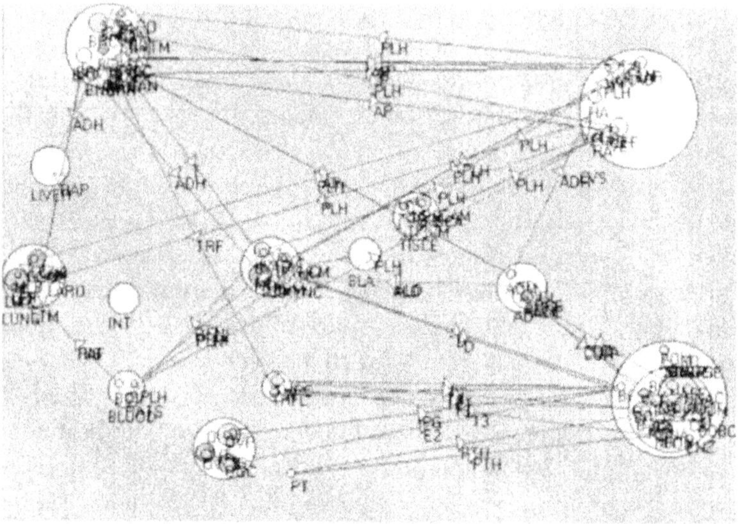

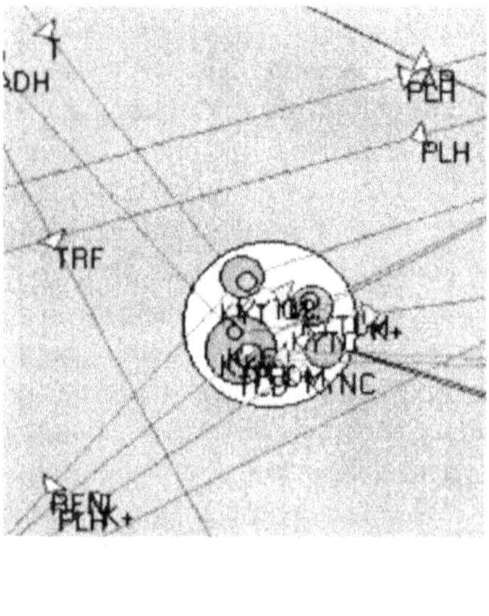

Figure 5: Graphe des interactions fonctionnelles entre divers organes (en haut). En bas, l'unité "rein" a été extraite. On peut de cette façon étudier les interactions fonctionnelles émises et reçues par cette unité, les retenir ou non pour créer le système dynamique (D-FBS) dont les variables d'état sont ces interactions fonctionnelles.

Évaluation de l'intensité de la perturbation propagée à distance dans le graphe. Cette intensité est donnée par la dynamique du système (D-FBS), c'est-à-dire par les valeurs numériques des variables d'état du système pour des valeurs données des paramètres. Supposons en effet qu'une perturbation ait lieu dans une certaine unité structurale de l'organisation biologique. Le système dynamique fournit l'intensité de la perturbation résultante produite par la source dans toutes les unités-puits qui lui sont connectées par un chemin dans le graphe. Il fournit aussi la valeur de toute perturbation à une certaine distance dans l'organisation fonctionnelle. Puisque chaque interaction fonctionnelle correspond à une variable d'état du système, et que chaque unité structurale est elle-même représentée par certains paramètres [comme les ρ_i dans l'équation (1)], la variation dans le temps de l'état du système est donnée par la solution d'une équation différentielle à retard non linéaire. Une difficulté importante était de formuler le système dynamique (1) de sorte qu'il puisse décrire le passage d'un niveau d'organisation à l'autre, ou, comme l'on dit maintenant, de sorte qu'il permette de traverser les niveaux d'organisation du système biologique : on peut concevoir un nouveau formalisme, le *formalisme des S-Propagateurs*. Le (D-FBS) est alors obtenu dans le cadre d'une théorie du champ des interactions fonctionnelles où le transport de l'interaction d'un sommet à l'autre du graphe est soumis à des opérateurs mathématiques non locaux et non symétriques. L'interaction fonctionnelle est alors une variable de champ, et la résolution des équations du champ pour une fonction physiologique donnée (comme nous l'avons fait par exemple pour l'activité d'un réseau de neurones réels) fournit la valeur de cette variable en des points éloignés de l'unité ayant subi la perturbation. Mais ce formalisme permet davantage: on peut réellement intégrer les fonctions physiologiques en couplant l'équation du champ, qui représente l'évolution spatio-temporelle de la variable d'interaction, avec les modèles locaux aux niveaux d'organisation inférieurs de la hiérarchie structurale. Dans le formalisme des S-Propagateurs, ces modèles locaux sont les opérateurs de traversée des niveaux.

Détermination des structures anatomiques impliquées dans une fonction physiologique donnée. Jusqu'à maintenant, la hiérarchie structurale a été définie par les échelles d'espace des structures, autrement dit, par l'étendue physique de ces structures dans l'espace cartésien, comme par exemple le noyau, le cytosquelette, la cellule, le tissu, l'organe. Il est nécessaire cependant de déterminer les échelles d'espace plus précisément. En raison de la relation étroite, entre l'organisation structurale et l'organisation fonctionnelle, nous pouvons définir la structure correspondant à une fonction physiologique *comme l'ensemble des unités structurales qui maintiennent la stabilité du processus fonctionnel.* Mathématiquement, la condition de stabilité du processus fonctionnel est donnée par une relation quantitative entre toutes les variables d'état du système dynamique décrivant le processus fonctionnel dans l'espace et dans le temps. En examinant l'équation (1), cette relation existe entre les ψ_i par l'intermédiaire des fonctions f_i et aussi par l'intermédiaire des paramètres géométriques (anatomiques) ρ_i. Puisque ces paramètres dépendent de la définition des unités structurales, la condition de stabilité de la fonction physiologique, qui doit être satisfaite par le système biologique, indique que les unités structurales correspondantes sont impliquées dans le processus.

Ainsi il faut étudier, pour un (O-FBS) donné, la stabilité du (D-FBS), c'est-à-dire le domaine des paramètres anatomiques dans lequel le système reste stable pour toute perturbation. En d'autres termes, *la stabilité de la fonction détermine la hiérarchie des structures*. Ceci est une conséquence de la relation entre les échelles d'espace et les échelles de temps. Si le système devient instable par suite de la suppression d'une unité structurale intervenant dans la fonction, on dira qu'il est pathologique. Alors, il y a "rupture" dans la relation entre ces échelles d'espace et de temps.

Cette approche fournit donc un moyen de formuler certains problèmes fondamentaux de la biologie quantitative. Elle donne aussi une méthode pour interpréter l'intégration *verticale* comme l'organisation structurelle et l'intégration *horizontale* comme l'organisation fonctionnelle. Le couplage entre ces deux types d'intégration correspond à la représentation graphique dans l'espace abstrait à trois dimensions construit à partir des échelles d'espace, des échelles de temps et des espaces des unités.

CONCLUSION

La pathologie est fondée sur la connaissance de la physiologie. Plus précisément, c'est une perturbation, interne ou externe, agissant sur un système physiologique qui entraîne le processus pathologique. D'une part, une représentation de systèmes complexes mettant en évidence les interactions fonctionnelles est nécessaire. C'est le rôle du (O-FBS). D'autre part, si un système est perturbé, alors ceux qui sont en interaction avec lui le seront aussi, à un degré plus ou moins important selon la dynamique du système. C'est le rôle du (D-FBS).

Nous avons réalisé la formulation mathématique de ce problème et les logiciels correspondants sont en cours d'élaboration. Il faut, d'abord, que le graphe des interactions fonctionnelles (O-FBS) soit préalablement déterminé. La figure 5 a montré comment le logiciel que nous avons écrit permet d'organiser de façon systématique les interactions, les classer, les ordonner, et, à l'aide d'algorithmes classiques sur les graphes mathématiques, de rechercher les chemins les plus plausibles qui soient le siège du processus pathologique. Cela est possible, même dans l'état actuel de nos connaissances : une *cartographie des interactions fonctionnelles* pourrait être dressée car pour leur plus grande partie les connaissances nécessaires existent, éparses, dans la littérature scientifique. Il faut, ensuite, déterminer l'évolution du système physiologique dans le temps et dans l'espace, ce qui peut être réalisé dans le cadre d'une théorie de champ en concevant un formalisme spécifique, le formalisme des *S-Propagateurs* qui associe des opérateurs aux modèles locaux..

Ainsi, voir un système biologique comme étant composé de deux systèmes abstraits, le (O-FBS) et le (D-FBS), représentant respectivement l'organisation des structures, sous la forme de connexions plus ou moins abstraites (comme les interactions neuronales ou hormonales), et la dynamique de ces interactions portées par les structures, conduit à une connaissance fine des processus pathologiques. En effet, les mécanismes locaux, ceux qui se déroulent à l'intérieur des unités, transmettent l'effet d'une perturbation en l'amplifiant ou au contraire en le diminuant. Le mécanisme local agit à un certain niveau de la hiérarchie des structures, son évolution ayant lieu pendant un certain intervalle de temps selon l'échelle de temps du processus. Il agit donc aussi à un certain niveau de l'organisation fonctionnelle, atteignant une certaine fonction physiologique qui, perturbée, deviendra pathologique.

De telles " réactions en chaîne " sont courantes en médecine. Souvent, le symptôme ou signe observé n'est pas en relation directe avec la cause réelle, moléculaire, de la maladie. La représentation proposée de l'organisation fonctionnelle sous la forme d'un hypergraphe orienté permet de décrire de telles suites d'interactions en identifiant la série des processus siège de la propagation de la perturbation. Que ce processus pathologique soit ou non négligeable pour une unité structurale donnée, autrement dit pour un sous-système donné de l'organisme, dépend de la dynamique du système (D-FBS). Car la dynamique associée permet de déterminer l'intensité du processus pathologique, de connaître exactement la cause de la déviation des valeurs par rapport à la normale, en bref de faire de la médecine prédictive, comme en réanimation par exemple. Le processus pathologique est, dans cette optique, le résultat d'une perturbation qui a été initiée quelque part dans l'hypergraphe, et qui s'est propagée selon un chemin de cet hypergraphe. Il s'agira, le plus souvent, de multiples chemins à travers le graphe, la propagation s'effectuant à partir du point initial de la perturbation le long de toutes les arêtes qui lui sont connectées. Rigoureusement, c'est cela que l'on peut appeler le " terrain ".

CHAUVET G.A., *Theoretical Systems in Biology: Hierarchical and Functional Integration*, 3 Volumes, Pergamon Press, Oxford (1996).

PSYCHIATRIE ET SCIENCE

Pierre Courbin
Psychiatre.

Les savants, à toute époque, émettent pour les processus cognitifs mais aussi les comportements et les émotions, des tentatives explicatives généralement issues des connaissances découvertes expérimentalement, qu'ils ne dominent qu'imparfaitement.

Les Grecs avaient émis l'hypothèse que des micro catapultes éjectaient la pensée.

Plus près de nous, Freud, probablement plus initié aux phénomènes physiques qu'on ne le pense aujourd'hui, et vivant à l'époque de la thermodynamique, utilise dans ses théories du psychisme de l'inconscient un large vocabulaire qui est en réalité emprunté à cette discipline : énergie, déplacement, refoulement, etc...

Il apparait aujourd'hui très clairement que la psychiatrie n'a pu que s'enrichir - mais aussi se trouver perturbée - par les connaissances scientifiques de chaque époque.

Après des tentatives d'explication par l'usage des langages informatiques des processus de compréhension et du raisonnement, plus personne n'imagine un instant que le cerveau -intégrateur de multiples fonctions complexes- fonctionne comme un ordinateur.

SPECIFICITE DE LA DEMARCHE PSYCHIATRIQUE

Il n'est pas absurde d'imaginer que les maladies mentales découlent des dysfonctionnements liés à des atteintes de structures, de réseaux, de synapses constituant les systèmes à l'origine des processus impliqués dans le fonctionnement harmonieux du cerveau. En plus de cette hypothèse structurale et dynamique, les circonstances de la vie, les drames, les difficultés et les conflits de l'existence joueront aussi un rôle de révélateur et d'amplification de ce qui préexistait dans ce qu'on nomme la personnalité.

Mais l'organicité c'est à dire la lésion, dans le domaine de la médecine mentale, ne s'appréhende pas comme en neurologie : en psychiatrie une vue anatomo-clinique pure est déraisonnable.

Les accidents, les carences, les difficultés de nature psychologique qui sont contemporains du développement mental de l'enfant jouent un rôle pathologique important mais inégal. Il est admis presque par tous que " l'enfant demeure le père de l'homme ".

La maladie mentale semble souvent le résultat de la convergence de facteurs réunis à l'occasion d'un dysfonctionnement psychologique, d'un événement traumatisant qui cristallise les virtualités biologiques ou psychologiques.

Prendre en compte l'origine multi-factorielle des maladies mentales permet de mieux les appréhender qu'une grille de lecture unique.

Actuellement s'il faut faire le deuil d'un modèle génétique suffisamment sûr et clair de certaines maladies mentales, l'approche exclusivement biologique n'est que ruine de l'esprit. Il faut de nos jours encore relativiser certaines affirmations péremptoires sur l'efficacité ultime et exclusive de tel ou tel traitement chimique ; de même faut-il refuser les prétentions hégémoniques de certaines psychothérapies.

Tous les grands systèmes de pensée ont tenté d'approcher le fait psychique :

- le modèle psychologique qui repose à la fois sur la psychologie et la psychopathologie et dont la psychanalyse est un des fleurons;
- le modèle environnemental, qui repose sur l'analyse de la relation entre l'homme et son environnement, et a donné naissance à des psychothérapies institutionnelles, systémiques et familiales ;
- le modèle biologique qui a été le plus enrichi par les nouvelles technologies.

On peut regretter que chacun de ces courants se soit trop longtemps senti tout puissant. Ce sentiment était dommageable aux patients et opposait finalement l'argument d'autorité à la libre critique scientifique. En effet une condition nécessaire de la scientificité est que chaque hypothèse soit réfutable.

AVANCEES ET DECEPTIONS DE LA PSYCHIATRIE BIOLOGIQUE.

Des décennies après la découverte - et l'emploi devenu courant - des médicaments psychotropes, beaucoup d'inconnues persistent sur leurs mécanismes d'action. Par ailleurs aucun index biologique spécifique d'une ou l'autre maladie mentale n'a pu être proposé, et ceci va de pair avec l'absence de support biologique et même anatomo-pathologique pour les " grandes " maladies mentales[1]. Mais les nouvelles techniques d'imagerie n'ont pas dit leur dernier mot, car la définition des images peut encore progresser, et la fonctionnalité de l'imagerie peut être source de renseignements très précieux. De plus des protocoles de recherche utilisant certains psychotropes pourront sans doute faire la lumière sur les sites d'action de ces médicaments.

Pour les autres maladies mentales, celles de l'adolescent et de l'adulte jeune - y compris les plus courantes - on ne peut ainsi affirmer biologiquement le diagnostic. De plus on ne peut prévoir leur évolution, ni prédire la nature de la réponse à un traitement médicamenteux ; cela peut paraître paradoxal, mais c'est une réalité ; on connaît encore assez mal, même globalement, les actions thérapeutiques des psychotropes.

La relation entre un trouble local cérébral et sa responsabilité dans un désordre du comportement aussi complexe qu'une pathologie mentale reste hasardeuse.

Certes la stimulation électrique d'une certaine zone cérébrale profonde déclenche chez l'homme un état de tristesse ou d'euphorie, mais on n'en peut déduire que l'on a identifié le " centre " de l'humeur, ni que les voies nerveuses qui pour partie sont mises en cause dans les anomalies de l'humeur correspondent à un trajet impliquant cette zone.

Il faut ainsi rappeler ici que l'établissement de corrélations entre des symptômes et des données expérimentales fournies par les neurosciences est un exercice délicat : il risque d'entraîner des conclusions hâtives et erronées.

---

[1] On a longtemps cru à la spécificité des lésions observées dans certaines structures cérébrales par Alzheimer chez les sujets adultes décédés assez jeunes après une période de détérioration de toutes les fonctions mentales. Or un siècle après la description princeps, des lésions du même type sont retrouvées à l'autopsie, chez des patients âgés, après une longue période de démence.

Certes l'on pourrait décliner les réelles avancées que les nouvelles techniques ont permises, mais il n'est pas inutile de donner à méditer l'exemple d'un test biologique permettant de diagnostiquer la mélancolie par un protocole utilisant un examen de laboratoire : si l'on donne de la dexaméthasone à un sujet sain la production de cortisol surrénalien diminue notablement, prouvant l'interférence fonctionnelle entre la glande surrénale et l'hypothalamus.

Chez les malades atteints d'une maladie affectant les glandes surrénales (maladie de Cushing) aucun changement de leur taux sanguin de cortisol n'est observé : il reste très élevé quand on leur administre de la dexaméthasone. Ceci s'explique par l'hypersécrétion surrénale qui n'est plus contrôlée par la commande cérébrale au niveau de l'hypothalamus. Il a été découvert que des malades mélancoliques réagissaient comme des malades atteints de la maladie de Cushing : ils échappaient au test de la dexaméthasone. A l'inverse les patients atteints de dépressions simples réagissent comme les sujets normaux.

Ainsi était découvert le premier test biologique qui semblait permettre de différencier une mélancolie d'un état dépressif banal et signer par là l'organicité de la mélancolie. Son utilisation conduisit à des publications enthousiastes jusqu'au jour où l'on découvrit qu'une perte très importante de poids chez les sujets normaux fait échouer le test à la déxaméthasone. L'anomalie observée chez les mélancoliques était due à un artefact, la perte de poids très importante que subissent les mélancoliques.

Un état d'esprit plus clinique aurait peut être pu éviter cette " précipitation " scientifique. Les tenants des épreuves biologiques et de l'imagerie cérébrale ne doivent pas ignorer cette mésaventure. Le contexte clinique ne doit jamais être relégué au deuxième plan dans la démarche du psychiatre.

QUELQUES ACQUISITIONS DE PORTEE PRATIQUE.

Des résultats récents obtenus par les techniques raffinées de la neurobiologie permettent de dégager de nouvelles pistes, notamment pharmacologiques, qui permettent de formuler de nouvelles hypothèses du fait de protocoles utilisant des agonistes ou antagonistes de ces amines cérébrales.

Les amines cérébrales constituent un groupe de neurotransmetteurs qui sont fabriqués dans les noyaux de neurones spécifiques dont les axones ont des terminaisons dans tout le cerveau. Ils jouent un rôle important dans l'activité cérébrale, et les modifications de ces neurotransmissions sont à la source d'actions thérapeutiques sur les troubles de la pensée et de l'humeur comme sur les manifestations de l'anxiété. Les trois transmetteurs cérébraux les plus fréquemment mis en cause sont la dopamine, la noradrénaline, la sérotonine.

La dopamine

En ce qui concerne la schizophrénie, l'hypothèse intéressante, mais limitée, d'une origine dopaminergique a été proposée. Si l'on bloque les récepteurs de la dopamine, l'on obtient souvent une activité antipsychotique ; si l'on stimule très puissamment l'activité de la dopamine, on peut induire des effets de type schizophrénique chez des sujets normaux.

Noradrénaline et Sérotonine

L'hypothèse d'une étiologie noradrénergique dans les troubles de l'humeur découle de l'efficacité des médicaments Imipraminiques et IMAO (Inhibiteurs de la mono-amino-oxydase). Il est en revanche difficile de statuer sur la mise en jeu du système noradrénergique par rapport à celle des neurones sérotoninergiques. En effet lorsque les neurones noradrénergiques sont inhibés chez l'animal, la sérotonine n'agit plus de la même façon et réciproquement. La corrélation d'action entre sérotonine et noradrénaline reste mystérieuse en dépit des dénégations des fabriquants d'antidépresseurs.

On a pu opposer la faiblesse du système sérotoninergique qui serait caractéristique des états dépressifs à son exacerbation dans les états maniaques. Ce schéma est très sûrement beaucoup trop simpliste.

Une autre hypothèse serait qu'une dysrégulation du couple serotonine - dopamine, favorise l'apparition de troubles psychiques.

Psycho neuro endocrinologie

L'hypothèse d'une dysrégulation endocrinienne favorisant certaines pathologies psychiatriques reste pertinente. En effet les amines qui sont la cible des médicaments utilisés en psychiatrie sont aussi des régulateurs des axes neuro-endocriniens ; d'autre part certaines anomalies neuro-endocriniennes retournent à la normalité après un épisode psychiatrique majeur, notamment dépressif.

Neuro-imagerie

Ce domaine est prometteur en recherche psychologique et psychiatrique. Mais il est encore trop tôt pour savoir si l'on voit des différences de fonctionnement cérébral comme entre deux sujets, l'un normal, l'autre dyslexique effectuant des tâches identiques.

Stimulation magnétique transcranienne

Une hypothèse serait que le cerveau gauche pourrait engendrer des émotions agréables et le droit des sensations négatives. Quand le lobe frontal droit est inhibé par stimulation les patients éprouvent un bien être. Chez des déprimés soumis à cette stimulation 20 mn par jour pendant 15 jours, une amélioration a été obtenue, quoique transitoire ; mais elle est significative car supérieure à celle apportée par un traitement placebo.

ENTRE PSYCHANALYSTE ET " CHIMIATRE "

Les combats d'arrière-garde entre un cerveau sans esprit et un esprit sans cerveau sont maintenant dépassés. Caricaturalement, entre le psychanalyste qui ne demande que des précisions à son patient qui lui annonce son prochain suicide et le " chimiatre " qui double la dose d'antidépresseurs sans écouter les raisons objectives de la douleur mentale de son patient, il y a un monde.

Le fait d'être entendu et compris et aussi soigné, reste primordial.

Quand dans notre pays près de 13 000 personnes par an meurent par suicide, il est plus utile de repérer les sujets prédisposés à cette éventualité que de prescrire à tout va des médicaments antidépresseurs.

On peut ici citer Boris Vian : “ Je ne cherche pas le bonheur de tous, je cherche le bonheur de chacun ”. Si dans la démarche fondamentale de la science, c'est le bonheur de tous qui est recherché “ in fine ”, dans l'exercice de la médecine, c'est l'amélioration de l'état de chaque malade qui est le but de la démarche du praticien.

La découverte non programmée de médicaments réellement précurseurs de diverses familles de psychotropes (lithium, tricycliques, imipraminiques, IMAO...) n'a pas empêché de grands laboratoires pharmaceutiques d'inverser la donne, et d'axer leur stratégie de recherche sur l'étude expérimentale chez l'animal puis chez l'homme des diverses molécules appartenant à une série. L'on en arrive presque, à partir des résultats de ces traitements, à catégoriser les affections psychiatriques, en fonction de leur réponse à certains médicaments, aux dépens de la vision clinique et de la réflexion qui en découle.

Même si l'histoire des maladies mentales n'est pas tant la séquence de progrès confirmés et continus de leur connaissance mais plutôt le récit des erreurs de celle-ci, tant au plan théorique que dans le domaine thérapeutique, la période qui s'ouvre rapproche davantage la psychiatrie des autres domaines de la médecine. L'humilité que déclenche la perception d'une faible quantité de “ vraies connaissances ” permet le retour à un esprit critique, scientifique, autant dans les recherches psychanalytiques que sur le terrain biologique, environnemental et social. Certaines propositions de classement sur des bases statistiques, de maladies mentales, même si elles ne manquent pas d'intérêt, sont plus le reflet de l'esprit dominateur de leurs auteurs que de la réalité. Si cette proposition comble les *desiderata* des entreprises pharmaceutiques, elle risque de rejoindre sans doute rapidement la riche histoire des erreurs dans le domaine de la psychiatrie ; mais pour le reste un vent nouveau d'ouverture, de tolérance, de sens critique s'est mis à souffler sur cette discipline.

Conclusion

LA FORMATION DU MEDECIN

Daniel-Nicolas Laurent
Professeur émérite, Faculté de médecine de Créteil
Président honoraire, Université de Paris XII.

Si la médecine, science éminemment profane est aussi une science qui touche au sacré, (G. THIBON[1]) il ne faut pas pour autant considérer qu'elle consiste en ce qui a été appelé l'art de guérir dont Hippocrate avait précisé l'éthique ; cet art était dès l'Antiquité enseigné comme un métier effectivement *artisanal* ; il est acquis en tant qu'aboutissement de contrats d'apprentissage[2] en vigueur dès l'époque Alexandrine ; ceux-ci impliquent une longue durée de proximité voire d'intimité entre le maître et l'élève. Galien, au IIe siècle après J.C., considère comme un devoir de se rendre à Alexandrie pour y étudier les méthodes en vigueur pour cet apprentissage ; la traduction en arabe de son ouvrage sur l'école empirique (où exercent à la fois grecs et égyptiens), en faveur dans cette cité, fait foi de sa propre conversion vers une médecine autonome qui rivalisait alors avec celle pratiquée par les prêtres d'Isis.

Ainsi dès les origines, comme dans les disciplines des métiers d'artisan, l'apprentissage “ sur le terrain ” aux côtés d'un maître conditionne la qualité de la formation.

Tout au long de l'histoire, la médecine s'enseignera ainsi *par proximité*, notamment dans les hospices médiévaux puis royaux. Les aides des médecins de la cour ne feront qu'exécuter les prescriptions de leurs “ patrons ”, et n'auront droit à l'expression des concepts (des plus approximatifs aux plus réalistes) qu'à l'issue de leur formation.

---

[1] in : Qu'attendez-vous du médecin ? Gabriel MARCEL et coll. Présences, PLON Edit. 1953.

[2] Le premier contrat en bonne et due forme entre maître et apprenti qui nous soit connu, nous est livré par un papyrus alexandrin de la fin du IIIe siècle avant J.C. ; l'apprentissage dure 6 années et comporte à la fois le versement d'une rémunération et une vérification des connaissances à l'issue de cette période.

Le métier de médecin, dans ses gestes comme dans sa démarche intellectuelle pour l'élaboration du diagnostic et dans sa conduite du suivi thérapeutique, est très certainement un des plus polymorphes. Il requiert " à la base ", quelle que soit la direction future choisie, une formation approfondie à tous les stades de l'apprentissage, tant pratique que théorique. Mais le mot apprentissage doit être entendu sur une longue durée : il doit tenir compte aussi bien de l'acquisition de connaissances nouvelles que de la mise à jour de techniques récentes ou éprouvées, ainsi que de la remise en cause permanente des acquis : gestes, raisonnements et démarches.

Si l'on reste persuadé, dans tous les milieux de notre société, patients y compris, que l'*humanisme* de l'acte médical se confronte à la domination inconditionnelle de la technique, on ne facilite pas la réflexion sur les modalités de mise en œuvre de l'apprentissage : or cette réflexion est bien nécessaire, car tout en permettant des ajustements des schémas pédagogiques, elle conduit aussi à la mise en exergue de quelques impératifs, trop souvent ignorés ou du moins négligés, dans la pratique de la formation.

La pluralité des techniques qui concourent à une médecine moderne et surtout l'accroissement de leur pertinence, apportent tellement d'informations nouvelles que s'il y a pour les praticiens l'obligation de transformer leurs modes de raisonnement, s'y trouvent aussi pour tous de belles perspectives d'efficacité.

NECESSITE D'UNE SELECTION SEVERE

Les autorités académiques, seules qualifiées pour délivrer un diplôme, ont de tout temps voulu rendre méritoire son accès ; mais en ce qui concerne la médecine jusqu'aux années 1970, le seul fait d'exiger une longue durée d'études supérieures pour l'obtention d'un " doctorat d'exercice ", avait sans doute autorisé une relative indulgence dans l'évaluation des connaissances : leur contrôle devenait de moins en moins exigeant au fur et à mesure que la " scolarité " s'avançait ; tout près de sa conclusion, le mémoire de thèse, même critiquable, n'étant pas considéré comme une œuvre réellement originale, ne constituait pas un obstacle particulièrement difficile. Le stage de fin d'études venant pour une année, puis deux, compléter la formation " académique ", offrait heureusement l'occasion pour l'apprenti-médecin de faire ses premières armes auprès des malades, sous surveillance d'aînés, à l'hôpital public[3]. Ces sept années d'études universitaires, y compris la toute première année en faculté des sciences (qui ne comportait pas une sélection très rigoureuse), formaient ainsi les gros bataillons de praticiens ; certains accédaient après trois ans d'études supplémentaires (avec stage hospitalier), à une spécialité moyennant la réussite à des examens relativement exigeants. Du fait de la démocratisation de l'enseignement supérieur des années 1960-1965, cette situation ayant entraîné une véritable inflation du nombre total de praticiens, les pouvoirs publics, poussés à cet égard par les instances professionnelles et les organismes de sécurité sociale, ont réformé les études médicales, notamment à leurs débuts, instaurant un sévère " numerus clausus " à l'issue de la première année universitaire après le baccalauréat. En effet, " l'offre de soins " ne devant plus dépasser la demande, les Facultés durent se conformer aux besoins. En réalité, sans doute du fait de nombreux facteurs telles les disparités régionales, les nouvelles spécialités, la durée plus faible d'exercice professionnel des femmes-médecins (en nombre croissant, de l'ordre de 50 % aujourd'hui des nouveaux diplômés), l'ajustement de ce " numerus clausus " a dû et doit encore être révisé périodiquement, pour chacune des Facultés françaises.

Parallèlement à ce renforcement de l'exigence de qualité pour les futurs professionnels, il est apparu nécessaire dès les années 1970, en raison de la " complexification " des disciplines biologiques et médicales, de supprimer l'année préparatoire en faculté des Sciences dans le but de " médicaliser " cette année. On a ainsi bâti le cursus complet sur un schéma minimal de 8 années universitaires, toutes en Faculté de Médecine, y compris pour les disciplines de base, les plus fondamentales.

Les transformations de ce cursus se sont établies en réalité par étapes successives. Des emprunts à d'autres schémas de formation, en vigueur dans certains états de l'Union Européenne ont été réalisés dans un souci d'homogénéisation.

---

[3] Il n'en a pas toujours été ainsi, ces modalités de 6 ou 7 années d'études supérieures (après le baccalauréat) remontent au XXème siècle. Au siècle précédent l'officier de santé, dont la création remonte à 1794 (pourvoyant aux besoins des armées de la République puis du 1er Empire), était formé en 3 puis 4 années. Ces praticiens rendus ou consacrés à la vie civile [Charles Bovary en est l'archétype], qui aux côtés des " vrais " médecins (faisant des études sensiblement plus longues), exerçaient en grand nombre sur le territoire jusqu'en 1892, date de suppression de ce cadre, " par extinction ".

Ainsi, comme dans la plupart des pays développés, l'accès à " la profession médicale " fait aujourd'hui l'objet d'une sélection rigoureuse[4]; dans notre pays, celle-ci est de l'ordre de 10 % après une seule année universitaire (de premier cycle), parmi les candidats issus d'un baccalauréat scientifique, qui sont, en pratique, les seuls postulants éligibles. Mais il est sûr que ce score d'entrée ne rend compte que de certaines dispositions d'ordre intellectuel : ces dernières sont évaluées grâce à des critères certes justes, mais frustes, beaucoup d'épreuves reposant sur des questions à choix multiples, qui font davantage appel à la mémorisation qu'au raisonnement. Un autre défaut du processus de sélection est qu'il n'intervient qu'après une seule année d'enseignement universitaire (qui peut être redoublée). En cas d'échec, cette année de premier cycle n'est pas valorisée, ce qui rend compte d'un réel gâchis et constitue une grave injustice pour les étudiants non admis. Souvent travailleurs et déjà instruits en sciences biologiques, ceux-ci se trouvent contraints à renoncer à la filière médicale, sans pour autant tirer un bénéfice académique de leurs acquis.

Somme toute, ne sont prises en suffisante considération ni la personnalité du candidat, ni la qualité de sa " vocation " (on dit plus prosaïquement aujourd'hui sa " motivation ") ni ses aptitudes à s'impliquer dans une mission d'intérêt général. A cet état de fait l'on n'oppose qu'une évaluation globale, au sortir des études secondaires, de certains traits de caractère, propres à laisser deviner la réalité de la " vocation " (et des nécessaires dispositions altruistes) ne peut malheureusement être envisagée, du fait même d'une compétition mettant en lice un grand nombre de candidats. La seule solution rationnelle serait de choisir les futurs médecins à la suite d'une " propédeutique " dense quant à ses acquis, d'au moins deux années ; cette période serait mise à profit pour mettre en valeur, en plus de l'indispensable biologie fondamentale, au sein d'une formation scientifique la plus générale possible (mathématiques appliquées, lois essentielles de la physique et de la chimie), un enseignement d'" humanités " (dans tous les sens du mot). Ainsi serait validée et mieux confortée pour l'étudiant, en cas

[4] Ainsi en Amérique du Nord, l'entrée dans une " Medical School " est réservée aux étudiants qui, à l'issue du College (presque toujours distinct de celui appartenant à l'Université convoitée) peuvent faire état d'un cursus excellent. En complément toutefois, des candidatures en provenance de personnes plus agées, titulaires d'un Ph.D, peuvent être acceptées : la durée de leur cursus médical proprement dit n'est pas pour autant raccourcie significativement.

de succès aux épreuves des deux domaines, et après 2 années de maturation, sa “ décision d’entrée en médecine ” ; de plus les candidats non reçus lors de la compétition pourraient obtenir l’équivalence d’un premier cycle scientifique. Ceci correspondrait au “ Collège ” des Universités d’Amérique du Nord, étape qui a fait ses preuves en tant qu’établissement d’orientation avant l’entrée dans un des cursus universitaires, et pour certains seulement - les plus motivés et les plus brillants- en “ Medical School ”. Pire solution, certains pays ont choisi la méthode de tirage au sort pour sélectionner les futurs médecins, ce qui montre bien la difficulté de l’exercice, mais n’apparaît pas pour autant un dispositif bien intelligent, ni honnête... En France, du fait de la pénurie en médecins qui s’annonce à brève échéance, le « numerus clausus » sera progressivement accru. La sélection d’entrée restera néanmoins fort sévère.

DIFFICULTES ET PIEGES DU PROCESSUS DE SELECTION.

La difficulté de ce processus de sélection s’aggrave encore si l’on veut bien considérer que comme pour tout métier qui comporte certaines aptitudes “ manuelles ” et “ psychologiques ”, les critères faisant comme aujourd’hui exclusivement appel aux facultés intellectuelles, apparaissent mal adaptés. Mais n’en est-il pas de même pour beaucoup de professions qui exigent de passer par un enseignement universitaire ?

Sans doute devrait-on aujourd’hui considérer parmi les dons des postulants l’exigence d’un goût prononcé pour les techniques ? En effet quel que soit son mode d’exercice, le médecin ne sera jamais un véritable intellectuel dans une tour d’ivoire. Qu’il soit en présence de l’urgence, à bord d’un hélicoptère ramenant un blessé au seuil de la mort, ou au calme dans son cabinet essayant de déchiffrer la clef des troubles d’un patient, ou encore dans un laboratoire de recherches en pointe dans les sciences de la vie, il devra être capable de faire fonctionner des appareillages complexes, faits de techniques à forte composante d’électronique et d’informatique, dont il devra connaître, sinon comprendre, l’essentiel des fonctions. Le compartimentage des sous-spécialités à l’intérieur même des grands cadres de l’exercice médical implique même de plus en plus souvent la maîtrise d’un ensemble de techniques complexes dévolues à l’exploration d’une petite partie des fonctions de l’organisme, ce qui conduit inévitablement à l’acquisition d’une expertise “ pointue ”, pour un grand nombre de praticiens spécialisés, qui se trouvent “ réduits ” à un rôle technique prépondérant sinon exclusif. C'est aujourd'hui très souvent cette maîtrise technique d'une exploration instrumentale (ou biochimique) qui conduit à suggérer une décision, diagnostique ou thérapeutique, même si elle doit relever " au finish " d'un autre praticien, opérant la synthèse des données recueillies par divers instruments " guidés " par des confrères qualifiés dans leur usage ; l'analyse des signaux physiologiques, des paramètres biologiques et surtout des images qu'offrent des techniques de recueil toujours plus pertinentes et raffinées, devient l'exercice d'un métier d'*interniste* ou de spécialiste pourvu d'une haute responsabilité : les conséquences de sa décision seront cruciales. Et si l'on envisage les ressources considérables que les techniques ont apportées à la thérapeutique elle-même, dans le domaine des radiations par exemple, mais aussi en chirurgie (cœlioscopie, robotique), on conviendra que la totalité des *actes* médicaux est en perpétuelle attente de nouveautés.

La prépondérance des techniques dans la démarche médicale renvoie au magasin des accessoires ce qu'il était convenu surtout en matière de diagnostic de qualifier de " flair ", notion qui recouvrait le profit tiré de l'expérience. En revanche, la notion très ancienne de " l'*art* de guérir " mérite considération à condition qu'il exclue toute fantaisie de diagnostic ésotérique ainsi que l'irrationalité d'une démarche hasardeuse de soin : en effet existe un aspect proprement artistique ou mieux artisanal dans un esprit de travail bien fait dans une bonne approche de la maladie chez un malade donné, comme pour un bel œuvre d'artisan : pour autant la prétention ne peut aller jusqu'au chef d'œuvre unique d'un authentique artiste..., même s'il s'agit du diagnostic d'une maladie rarissime !

Le fait de subodorer les exigences présentes et à venir de la profession médicale, peut-il conduire à certaines exclusions parmi les candidats à ces longues études ? ou à recommander certains modes de sélection ? Il n'est pas douteux que " l'homo medicus " doive être à la fois intelligent, travailleur, curieux d'esprit, d'humeur égale, altruiste et enthousiaste... Les processus de sélection de l'institution universitaire n'impliquent aujourd'hui aucune évaluation de ces qualités ou caractéristiques intellectuelles ; les dispositions d'esprit qui sont prises en compte sont essentiellement les capacités de travail et de mémoire.

Il faut néanmoins remarquer que dans la mesure où il existe une forte compétition à *l'entrée* proprement dite des études médicales, la *justice* la plus élémentaire pour ce processus de sélection est satisfaite, même si le choix conduit à ne retenir que les critères proprement liés à l'acquisition de connaissances. Ne doit-on pas pour autant regretter les " vocations " - à forte connotation familiale - qui permettaient l'établissement de " dynasties médicales " étalées sur plusieurs générations ? Ces dynasties offraient l'avantage, pour le futur praticien, du moins au XIXe siècle (et surtout en milieu rural), d'une forte imprégnation de terrain - ce qui constituait un avantage dans la relation du praticien à ses patients - et d'une certaine stabilité dans son mode de vie : il n'est pas interdit de songer à ce qui pourrait remplacer ce pseudo-déterminisme, dès lors qu'il apparaîtrait nécessaire de ne pas se contenter, pour choisir les futurs médecins, de critères intellectuels. En réalité la preuve n'a pas été apportée, faute de séries-témoins et de comparaisons statistiquement convenables, que les épreuves " académiques " suffisent à dégager les éléments les plus valables au sein des populations étudiantes. Certains prétendent, sans apporter de preuves, que les meilleurs parmi les candidats, ceux qui réussiront à franchir les obstacles, seront à peu près les mêmes, quelles que soient les épreuves auxquelles ils se trouveront confrontés : ainsi il n'y aurait pas de garanties suffisantes pour que soit organisée une sélection plus " intelligente " tant sur le plan de la nature des épreuves que sur la vérification du contenu des connaissances. Des modifications, non de programmes[5] mais de thèmes généraux d'enseignement, ont été mises en œuvre depuis quelques années en France, afin de nuancer le domaine, jugé trop exclusivement " scientifique ", des connaissances faisant l'objet de la compétition initiale. Cette prise en compte offre dans les schémas d'organisation des enseignements et les détails de programmes une certaine liberté aux Facultés de Médecine : selon les établissements, les épreuves complémentaires peuvent faire appel à des éléments de " sciences humaines " : philosophie, sociologie, éthique, psychologie, histoire des idées (ou de la médecine), mais aussi sciences économiques, pour 20 % des coefficients sur l'ensemble des épreuves. Une certaine " latitude " est ainsi laissée au jury, même si restent privilégiées les épreuves de " culture scientifique ", au sein de laquelle prédomine la biologie. Les matériaux scientifiques constituent ainsi l'essentiel des épreuves du concours d'accès aux études médicales : celles-ci restent les plus déterminantes pour le classement des candidats.

[5] Ils sont dans les documents officiels, résumés en quelques mots, leur déroulement étant ainsi laissé à l'initiative des institutions.

UN MODELAGE INSTITUTIONNEL DU CHOIX DE L'ETUDIANT ?

Quelle que soit la personnalité de l'étudiant qui " se livre " à l'institution universitaire, c'est à celle-ci de le " modeler " pour en faire un acteur efficace en regard des problèmes qu'il rencontrera auprès de ses patients. Il est aujourd'hui peu de professions sur lesquelles se portent de la part des " usagers ", (patients, malades et proches), comme des autorités sociales et économiques, autant de reproches et de jugements à l'emporte-pièce et souvent fort sévères : ces critiques prennent en compte les difficultés de compréhension entre " artisans " et " bénéficiaires " de la médecine ou des problématiques globales faisant appel à des considérations d'ordre économique. Sur le plan psycho-sociologique, les cruautés d'un Jules Romains, dans *Knock*, ou même plus subtiles d'un André Maurois dans les *discours du Docteur O'Grady*, ont peu de contreparties positives, si l'on excepte la littérature destinée au grand public qui met en valeur les qualités intellectuelles et morales comme les responsabilités dévolues aux " grands patrons ", même si en même temps sont dénoncées leurs faiblesses.

Sans nul doute la formidable puissance qu'a acquise la médecine du fait de ses accomplissements techniques les plus " froids " (même s'ils sont raffinés) a sécrété des réactions et des réflexions exigeantes dans l'ordre de la morale, tant individuelle que collective : il est devenu banal à la fois de réduire le paradigme de l'art de soigner à un *modèle d'éthique,* donc de *comportement* humaniste et de considérer la force économique de la médecine comme une *valeur sociale* prédominante. La multiplicité des " métiers de médecine " ajoute à la confusion.

Ainsi lorsqu'on s'interroge sur les raisons de l'engagement de l'étudiant vers cette profession et sur les objectifs à atteindre pour le satisfaire, simultanément aux exigences de notre société, on ne peut prétendre à un quelconque schéma intellectuel distribuant selon le futur mode d'exercice, en une répartition logique, les aptitudes requises -ou à acquérir-, les connaissances appropriées, les attitudes ou comportements souhaités par " l'environnement " social et matériel. En effet selon l'avenir qu'il se choisit une fois sorti du cocon académique des premières années d'études, le jeune médecin assume pour satisfaire ses goûts, une véritable responsabilité vis-à-vis de sa propre personne, puisqu'il devra *sacrifier* des pans entiers de connaissances possibles au bénéfice d'une portion limitée du domaine, ce qu'il est convenu d'appeler une " spécialité ". Ce n'est que dans une situation particulière, de confrontation à une structure comme celle de l'hôpital (surtout public et universitaire), qu'il pourra trouver au sein d'une équipe multidisciplinaire, les " compléments " de savoirs qu'il avait dû négliger.

Et pourtant, il apparaît assez inconvenant de laisser au hasard des rencontres intellectuelles la formation du jeune médecin, ce qui reviendrait à démissionner devant les difficultés. Il est crucial de veiller à ce que cette formation soit particulièrement " soignée ", alimentée par une mise à jour consciencieuse de connaissances, mais aussi facilitée par la possession, voire la maîtrise, d'outils de perfectionnement, théoriques et pratiques.

VALEUR DU CURSUS ET ACCUMULATION DES CONNAISSANCES

Il est, bien sûr, reconnu de tous qu'un médecin, quel que soit son domaine et son mode d'activité, doit " conjuguer science et conscience ", au moins autant, sinon davantage qu'un ingénieur ou tout professionnel dont le métier repose sur l'acquisition continue de nombreuses données et sur l'apprentissage des techniques afférentes à celles-ci.

L'alliance science et conscience est par essence la source du « pouvoir »" médical ; par conséquent l'exercice de celui-ci confère au praticien une responsabilité majeure et de tous les instants.

Sans doute la longueur des études médicales (au strict minimum, 8 ans après le baccalauréat) rend compte de la pluralité des acquisitions nécessaires avant que soit confiée à un individu par la " puissance publique " l'immense responsabilité de soigner ses semblables. En dépit de différences selon les pays, l'on s'achemine vers une égalisation de la durée de formation initiale, mais le " système " qui prévaut en France conserve des particularités, souvent considérées à bon droit comme d'étranges singularités. L'obtention du diplôme de Doctorat en médecine étant selon la loi nécessaire à l'*exercice* médical, seule l'Université garant de la " collation des grades " est à même de juger la qualité du travail accompli par l'étudiant au cours de son cursus ainsi que du bon niveau de ses connaissances. Toutefois cette garantie est partagée par l'Ordre des Médecins, qui en principe se situe essentiellement sur le plan de l'exercice du métier.

La tentation est forte, dès lors que l'on réfléchit aux problèmes de la formation médicale, de tabler sur une distinction entre les " fantassins ", praticiens de terrain -ce qu'il est convenu d'appeler les généralistes- et les praticiens spécialisés prétendument considérés comme une “ élite ” du seul fait de la longueur des études, est encore accrue (de 4 ou 5 ans) pour ces derniers. En réalité une telle distinction n'acquiert de sens et ne se justifie en pratique qu'au cours du cursus lui-même, impliquant une véritable “ progression ” avec le temps. Il est donc impératif de prévoir dans le parcours commun à tous (les 6 premières années), un ensemble de dispositions garantissant un “ socle ” de connaissances, sur lequel pourront s'implanter des techniques et des “ métiers ” distincts fondés sur des greffes de savoirs sur ce socle. Par ailleurs, le renouvellement permanent des connaissances et des techniques nécessaires à un exercice médical de qualité obligeant à une réactualisation de l'éducation initiale, rend caduque la perspective d'un quelconque “ confort intellectuel ” qui reposerait sur des connaissances, savoirs et modes de raisonnement arbitrairement figés.

La transformation progressive d'un étudiant -quels que soient son pedigree, ses aptitudes, ses ambitions- en un médecin “ accompli ” (même s'il ne s'agit que de la première phase de sa carrière), revient à l'institution académique c'est-à-dire au Centre hospitalo-universitaire. Les différents “ modules ” de connaissances et de pratiques vont s'emboîter d'une manière relativement aléatoire, car il n'y a pas de logique propre à l'enchaînement des acquisitions dans les domaines qui seront ultérieurement -pour l'étudiant qui aura réussi à franchir les étapes successives de la formation et la compétition de l'Internat- des spécialités médicales, chirurgicales, de laboratoire ou même de santé publique etc... Par ailleurs, la part progressivement croissante au cours de la formation de l'accès à la “ pratique ” sur le malade laissera libre cours à la démarche d'apprentissage: encore faut-il qu'elle soit **encadrée** au sens propre. Le recours à un véritable “ compagnonnage ” avec les plus jeunes des enseignants apportera l'essentiel de la formation, “ sur le tas ”, dans le service hospitalier, **auprès** du malade, *avec* et grâce à lui.

DEFIS DE L'APPRENTISSAGE ET ENTRETIEN DES APTITUDES ESSENTIELLES.

On doit considérer les objectifs de la formation tant d'un point de vue d'optimisation sur le versant pédagogique qu'en termes d'attente de la part de la “ société ” et de “ l'individu ”, futur bénéficiaire des soins.

C'est un lourd défi que constitue pour les Facultés de médecine, la " fabrication " d'un " homo medicus " : il doit être à la fois instruit dans les différentes branches de la science médicale, suffisamment informé des techniques pour en faire usage dans le secteur qu'il a choisi, mais aussi conscient des attitudes que sous-tend sa relation au patient comme sa perception de la maladie, et fondamentalement désireux de progresser dans ses connaissances et ses attitudes professionnelles. De toutes ces qualités qu'exige la mission médicale, c'est très sûrement la curiosité d'esprit, le respect du patient et le sens de la responsabilité qui dominent la scène. C'est au travers des éléments constitutifs de cette triade que se distinguent les meilleurs parmi les " professionnels de santé " que sont les médecins, d'aujourd'hui comme d'hier.

La curiosité d'esprit

Ne jamais se contenter d'un aperçu simplifié et de conclusion hâtive, faire " fonctionner " les acquis (tirés des informations reçues et comprises, comme de l'expérience personnelle, et de l'exemple des plus anciens dans l'exercice médical), se tenir informé des nouveaux concepts autant que des innovations techniques, tout cela n'est pas spécifique du domaine médical ; mais il importe de réaliser combien cette exigence est ici cruciale, puisque l'homme -l'homme malade- est l'unique cible de l'activité professionnelle.

Si cette disposition d'esprit qu'est la curiosité fait essentiellement partie de la personnalité intellectuelle -déjà dessinée avant l'entrée dans le cycle des études supérieures- il n'empêche qu'elle peut être davantage révélée, confortée, voire stimulée au cours même du cursus de formation. Les talents du pédagogue, pour ce qui concerne la culture scientifique de base mais aussi lors des étapes de progression dans l'utilisation, pour le raisonnement et la démarche diagnostique, des connaissances à la fois théoriques et pratiques, doivent permettre la transmission de son propre savoir et de sa propre expérience : un enthousiasme non feint est susceptible d'être communicatif[6].

Les nouvelles ressources tirées des techniques de communication peuvent sans nul doute être exploitées dans la démarche pédagogique car elles sont capables de renforcer chez l'élève le désir d'information, le processus de quête d'information étant en lui-même à la fois familier et gratifiant. C'est le cas des générations actuelles d'étudiants : une véritable " action psychologique ", sincère et spontanée, de la part des enseignants les sensibilisera au fait que leur " formation continue " de praticien sera toute leur vie durant non pas seulement une nécessité morale, mais aussi une source de grande satisfaction. Cette formation pourra utiliser tous les modes d'enseignement. Les conférences de mises à jour, telles celles qui sont organisées par les instances de la profession, constituent un excellent outil de formation permanente, de même les stages hospitaliers ; mais il est absolument impérieux de rappeler le rôle majeur des travaux de mise à jour et des publications -quels que soient leurs supports- dont la **lecture** représente la concrétisation d'un effort *volontairement* consenti par le médecin pour son perfectionnement. Un des objectifs de la démarche pédagogique sera ainsi, bien avant son autonomisation, de faire prendre conscience à l'étudiant, dès lors qu'il exprime le *besoin* de son perfectionnement *personnel* pour mettre à jour ses connaissances et améliorer ses compétences, et qu'il s'engage à le poursuivre tout au long de sa carrière professionnelle, de la nécessaire acquisition d'une *méthode de lecture* de la presse médicale. L'argument restrictif de mesure du temps à y consacrer apparaît bien contingent, eu égard au bénéfice obtenu.

Le respect du patient

Bien qu'elle apparaisse évidente à tout un chacun, l'obligation d'adopter vis-à-vis de son malade une attitude rigoureuse de respect implique un certain nombre de facettes. La prise en considération de la totalité de l'homme malade -" corps et âme "- fait partie de l'apprentissage

[6] On peut à cet égard regretter qu'à toutes les étapes du " cursus honororum " le choix des enseignants dans le domaine médical comme dans bien d'autres disciplines, soit exclusivement fondé sur leurs " travaux " personnels (publications) et que soit négligée l'appréciation des qualités proprement " pédagogiques " et surtout de la personnalité globale : l'enthousiasme figurerait en bonne place en tant que révélateur des aptitudes à transmettre savoirs et savoir-faire.

du métier. A tous les stades de cet apprentissage -qu'il s'exerce dans un cadre public, hospitalier, ou privé, auprès d'un praticien maître de stage- nous retrouvons *une exigence d'égards* : les égards vis-à-vis du corps, le respect de la pudeur, la délicatesse dans l'attitude, l'examen clinique, le recueil et l'analyse des symptômes, la démarche explicative, bien sûr, mais aussi beaucoup d'autres gestes et attitudes qu'un jeune étudiant est à même d'observer chez son " maître ", donc d'apprendre de lui. Encore faudrait-il que ce maître explicite les fondements de ces manifestations de l'élémentaire respect dû au patient : les élèves ne sont pas toujours " formés " à saisir par eux-mêmes la manière d'être du médecin dans sa démarche diagnostique, *a fortiori* thérapeutique. Une certaine sûreté de soi, une négligence de l'écoute, une attitude de supériorité et de suffisance sont des traits de caractère que l'on détecte souvent chez les apprentis comme chez les praticiens à leurs débuts. Il est nécessaire de leur démontrer les risques encourus, par un tel comportement, à savoir l'indigence du dialogue qui est pourtant la condition *sine qua non* de la relation de confiance qu'ils souhaitent *à priori* voir s'instaurer avec leurs patients dans la pratique et souvent au-delà de la prise de contact[7].

Cette exigence déborde la personne elle-même : le suivi du malade implique la reconnaissance et le respect de ses caractéristiques sociales et culturelles, comme la prise en considération des facteurs professionnels et économiques qui l'environnent. C'est avec cet ensemble de données qu'il faudra compter à terme, si la maladie s'aggrave ou passe à la chronicité et lorsque des décisions à lourdes conséquences (familiales, sociales, financières, etc...) doivent être discutées. Ce souci essentiel, trop souvent considéré comme implicite, peut et doit être partagé à partir d'exemples concrets discutés par le maître avec ses élèves, sans qu'il soit indispensable de formaliser un enseignement *ex cathedra*, et même individuel à ce sujet. Néanmoins faire réfléchir à l'hôpital une équipe soignante, en " groupe de parole "[8] sur ces attitudes et précautions, représentera pour l'étudiant, même jeune, un acquis d'importance et pourra le conforter dans sa " vocation " altruiste. Il n'est pas sain de reporter à plus tard cette prise de conscience,

---

[7] Ce " dialogue singulier " constitue une des données de base du succès de la relation, s'il doit devenir à la fois confident et confiant de la part du patient, il devra d'emblée être à la fois respectueux, fidèle et discret de la part du praticien.

[8] Les démarches de type BALINT se sont révélées très fructueuses dans cette perspective pédagogique, lorsqu'elles obéissent à un schéma sérieusement préparé par l'équipe soignante tout entière.

lorsque le jeune praticien sera confronté dans sa solitude à ces difficultés. Dans sa pratique, ce “ dialogue singulier ”, il en aura l’initiative, quel que soit le profil intellectuel de son interlocuteur. Enfin, parmi les aspects les plus essentiels du respect du malade, l’obligation d’absolue confidentialité reste, malgré les empiètements qu’a subi et subira encore la notion même de secret médical, un des piliers de la conduite du praticien.

Le sens de la responsabilité

Une autre prise en compte psychologique qui fait partie de la véritable “ conscience ” du médecin est le sens de sa responsabilité. Celle-ci conçue en théorie et *a priori*, sera déclinée selon de très nombreux axes, dans tous les instants de la vie professionnelle : il est indispensable que l’apprentissage du métier implique un tel devoir, à la fois sur le versant de l’intelligence et sur celui de la morale. Quel que soit le type d’exercice (libéral ou non) et d’une façon cruciale pour le clinicien, la conscience qu’éprouve le médecin quant à la responsabilité de ses actes, de ses paroles, de ses décisions, va de pair avec le régime privilégié, au sein de notre société, dont il jouit grâce aux *libertés* qui lui sont consenties. On peut, certes, épiloguer sur les entraves aujourd’hui plus fréquentes qui sont imposées à ces libertés du fait même que la collectivité revendique un droit de regard sur les activités médicales qu’elle soutient financièrement. Il reste que peu d’activités professionnelles sont à cet égard aussi gratifiantes que celles liées aux métiers médicaux.

Lors de son apprentissage dans le secteur hospitalier, le praticien en herbe ne sera lui-même confronté à cette perception de sa propre responsabilité que si les autres professionnels de la “ chaîne de soins ” (c’est-à-dire les membres de l’équipe prenant le malade en charge), lui font comprendre que son travail personnel, soumis à leur regard, est jugé certes au plan technique mais aussi que sont observés dans leurs aspects responsables, son attitude et son rôle individuels. L’on retrouve ici l’impact de la vision du groupe sur l’individu : bien des internes reconnaissent très tôt combien est fructueux pour leur propre apprentissage le jugement -ou même seulement le clin d’œil- d’une infirmière chevronnée assistant à leurs hésitations et devinant leurs débats intérieurs à propos des décisions à prendre devant le malade et pour lui. Rien n’est plus stupide, voire dangereux pour l’interne que d’éviter la rencontre des “ moins savants ”, que sont les personnels paramédicaux, de crainte d'être jugé moins instruit et moins " performant " qu'il ne l'est en réalité.

C'est aussi le rôle des enseignants que de faire intégrer aux élèves étudiants le concept de *responsabilité individuelle* et ce, même si elle se trouve souvent " diluée " à l'hôpital, car partagée avec des équipiers hiérarchiquement supérieurs et apparemment protégée par un " paravent " administratif. L'exercice pédagogique conduirait idéalement à une remise en cause des différents termes de la démarche suivie pour le diagnostic : il s'agit de mettre en évidence concrètement les erreurs et les oublis. Ce peut être l'insuffisance dans la quête des symptômes (lors de ce qu'il est convenu d'appeler " l'interrogatoire "), comme dans l'observation et la recherche des anomalies à l'examen clinique, une interprétation incomplète des données des laboratoires d'analyses biologiques ou des renseignements de l'imagerie, une vision exclusivement symptomatique sans tentative de raisonnement physio-pathologique. De même, l'instauration d'une démarche thérapeutique exige l'application rigoureuse d'une sévère surveillance de ses effets sur les fonctions qu'elle est supposée normaliser ou réduire, et de ses effets secondaires pas toujours attendus, souvent délétères : ces derniers doivent provoquer la remise en cause du traitement et faire établir la possibilité d'une substitution, dès que possible. La démarche pédagogique devra s'appliquer à détailler les éléments de contrôle à la fois de cette mise en œuvre et de ses aléas.

Au cours même de leur exercice d'enseignement, certains maîtres des époques passées consacraient beaucoup de temps, avec leur " état major " du service hospitalier, à argumenter les démarches diagnostiques et thérapeutiques proposées par leurs étudiants sur des exemples de cas cliniques authentiques : en leur faisant reconnaître leurs erreurs, en substituant si besoin leur propre " vérité ", et en réfutant les assertions péremptoires et peu fondées de leurs cadets, ils démontraient, outre la pertinence de leur vision la " bonne " qualité d'une démarche bien conduite. Même s'ils ne souhaitaient pas pousser si loin la confrontation, ils se révélaient " méthodologiquement " pédagogues en disséquant le processus même de la collecte des données " sur le malade " et à propos de lui ; démontrant le caractère pertinent des fruits de cette collecte et rejetant ses termes discutables et contingents, cette analyse permettait un classement " hiérarchique " de ces données. Une des variantes les plus instructives pour l'éducation médicale, -car elle incite à la modestie- est la conférence clinico-pathologique. Véritable concours de diagnostic, elle consistait à propos d'un authentique dossier de malade présenté avec ses éléments essentiels, à faire détecter la pathologie en cause : celle-ci étant affirmée et révélée en fin de confrontation sans contestation possible, par une lésion histologique sur un prélèvement anatomique ou une biopsie. Une telle pratique est devenue plus rare aujourd'hui, mais le fait même que la quantité des informations pertinentes a considérablement augmenté grâce aux multiples techniques utilisées ne la rendrait pas caduque, bien au contraire.

Cette responsabilité " intellectuelle " sur le plan quotidien de la démarche clinique du praticien ne devrait pas, dès lors qu'il est question d'en faire prendre conscience, être considérée isolément de ses aspects proprement **juridiques** : dans ce registre il est possible de créer un climat de sensibilisation à partir de cas concrets vécus sur le terrain de stage. Si l'on aborde la responsabilité sociale du médecin et l'éthique de la profession, c'est à un enseignement formel qu'il faudra faire appel, grâce à des personnalités qui n'appartiennent pas au microcosme de l'hôpital universitaire (philosophes, sociologues, anthropologues, juristes, historiens) : un tel enrichissement largement souhaité par l'étudiant lui rappellera les principes essentiels de sa mission[9].

L'INTERNAT : HIER ET AUJOURD'HUI

L'heure du choix pour l'étudiant devenu mûr se situant à la fin du 2e cycle du cursus, c'est l'Internat qui devient la pierre angulaire de la construction de son avenir. L'institution de l'Internat des Hôpitaux (qui pour Paris, remontait à 1802) visait à combler un besoin des établissements désirant accueillir à toute heure les malades et blessés, et à former un " corps d'élite " susceptible d'occuper dans les villes du pays des postes de responsabilité à l'hôpital (postes quasiment bénévoles) ou en établissement privé, s'associant à un exercice libéral de consultant. La sélection des Internes s'avérait particulièrement rigoureuse (à partir des " Externes ", recrutés également par concours au premier tiers des études) ; les responsabilités confiées à ces étudiants déjà mûrs, leur présence quasi-permanente dans les hôpitaux, enfin la longue durée (4 années) de leur mandat, créaient les conditions propices à un solide apprentissage, d'autant

[9] Ceux-ci sont évoqués dans une atmosphère formelle lors de la prestation de serment. On peut toutefois regretter que les altérations successives de ce serment hippocratique en aient aujourd'hui réduit singulièrement le contenu, et ainsi en aient affaibli la signification.

plus sérieux que ces Internes alors peu nombreux étaient très proches du maître et de ses assistants permanents. Ceux-ci transmettaient leur expérience à cette “ élite ”, au sein de laquelle potentiellement se dessinait la succession du maître (après un long itinéraire d'assistanat). La nécessité pour les services hospitaliers de disposer de davantage de collaborateurs, la recherche d'une plus grande efficacité, la transformation des hôpitaux en centres hospitalo-universitaires ayant pour obligation, outre les soins aux malades, l'enseignement des jeunes étudiants, et la participation à une recherche clinique de qualité, ont rendu beaucoup plus nombreuses les promotions d'internes devenus à l'issue d'un concours régional, internes de spécialité : les concours de recrutement ont alors perdu une bonne part de leur difficulté. Les nouvelles dispositions ont fait disparaître les épreuves formelles de ce concours qui seront bientôt remplacées par la somme des résultats obtenus par les étudiants lors des examens antérieurs de leur scolarité académique.

Restera déterminant pour l'apprentissage de tous les étudiants et quelle que soit leur dénomination -“ résident ” ou “ interne de médecine générale ”- le stage à plein temps à l'hôpital, pour deux années entières[10] comportant certaines prises de responsabilités dans l'accueil et le suivi du malade. Ceux des étudiants qui, reçus “ Internes ” car faisant partie du peloton de tête, s'engageront dans l'apprentissage d'une spécialité, devront comme aujourd'hui et comme hier y consacrer quatre ou cinq années[11]. En effet si l'on doit conjuguer les connaissances approfondies du domaine concerné, les acquisitions des techniques instrumentales d'investigation et de traitement, la pratique des gestes spécifiques pour aboutir à leur maîtrise, cette durée d'études et de formation professionnelle allonge de deux à trois années le cursus par rapport à l'Internat de médecine générale. De plus à l'intérieur des spécialités elles-mêmes, certaines techniques particulières devront être enseignées après l'acquisition du parchemin dans le cadre de diplômes universitaires d'une ou deux années supplémentaires : la “ scolarité ” -à temps partiel- est alors associée à un stage pratique dans

[10] Ce stage est complété par une présence effective auprès d'un praticien en exercice libéral, associant consultations et visites au domicile. La présence de cet “ assistant ” aux côtés du médecin généraliste en ville est très appréciée des partenaires de l'échange, et son utilité pédagogique est incontestable.

[11] Certaines spécialités exigent en effet par rapport au schéma usuel de 4 ans, une année supplémentaire d'apprentissage (notamment la chirurgie).

certains services hospitaliers garants de la qualité de la mise à jour de cette compétence particulière au sein de la spécialité.

L'EXIGENCE DE FORMATION CONTINUE

Le code de déontologie professionnelle met en exergue *le devoir* de mise à jour régulière des connaissances : les pouvoirs publics eux-mêmes ont rendu quasiment obligatoire pour les médecins exerçant sur le mode libéral la participation à des sessions de formation ; il s'agit même aujourd'hui d'une condition pour que soient maintenues certaines conventions avec les organismes de sécurité sociale. La profession médicale n'a pas attendu que l'administration formule cette exigence. Depuis plus de trente ans, des sessions de formation continue ont été organisées dans toutes les régions, rencontrant un succès très significatif auprès des praticiens, y compris les plus débordés d'entre eux...

En effet la rapidité de renouvellement de ces connaissances, et surtout l'obsolescence d'acquisitions remontant au début de la carrière, rendent nécessaire cette mise à jour régulière ; les séminaires, colloques et congrès nationaux et internationaux constituent, surtout pour les spécialistes mais aussi pour tous les praticiens, une source d'approfondissement et de mise au courant d'innovations conceptuelles, techniques et thérapeutiques. Le jour est proche, où des contrôles réguliers de connaissances viendront authentifier non seulement les efforts consentis, mais aussi les résultats en termes d'acquisitions et de mises à jour.

LA PLACE EMINENTE DES SCIENCES FONDAMENTALES

L'obligation pour l'étudiant de passer sous les “ fourches caudines ” des examens portant sur les sciences de base avant d'aborder la clinique médicale proprement dite [essentiellement pendant le premier cycle, mais aussi au cours d'une partie du deuxième] est plus que jamais une absolue nécessité : le renouvellement des connaissances sur les causes et modalités de survenue des maladies, sur les mécanismes d'action des médicaments, sur la rationalité de certaines thérapeutiques instrumentales etc. exige une formation très structurée, et de plus en plus poussée, dans ces disciplines proprement qualifiées de " fondamentales "[12]. Les profondes transformations des concepts de la biologie, dépassant la physiologie Bernardienne des organes et des systèmes pour s'intéresser aux mécanismes proprement cellulaires et surtout moléculaires, ne doivent pas faire pour autant négliger les aspects globaux de la physiologie (notamment pour tout ce qui concerne l'adaptation et la régulation des grandes fonctions), dont la compréhension est indispensable pour aborder l'étape *physiopathologique du diagnostic* et de la prescription thérapeutique.

Il y a gros à parier que dans l'avenir proche, la nouvelle dimension de la médecine tiendra un plus grand compte encore des découvertes de la génétique comme des acquisitions de la biologie moderne, cellulaire et moléculaire. Sans nul doute il sera de plus en plus nécessaire de familiariser avec ces disciplines le monde des praticiens, qui ne pourront être tenus à l'écart des profondes transformations qu'autoriseront les progrès de la connaissance des mécanismes fondamentaux : le fonctionnement intime des éléments des " systèmes " à l'échelle cellulaire et moléculaire sera de plus en plus indispensable pour comprendre les mécanismes d'action des molécules utilisées dans la thérapeutique.

CONCLUSION

Peu de professions requièrent un aussi long apprentissage, le renouvellement rapide des connaissances fondamentales et appliquées exigeant d'incessantes mises à jour tout au long de la carrière. La tranche de vie passée sur les bancs de l'Université et dans les services hospitaliers en tant qu'apprenti-médecin représente au minimum 8 ans, et bien davantage pour les spécialités. Cet apprentissage offre des possibilités d'épanouissement personnel et professionnel avec l'acquisition de métiers relevant d'une immense variété. Quelles que soient les ressources que permettent les nouvelles formes d'accès à l'information scientifique et reconnue, l'enseignement de la médecine proprement dite requiert un contact quasiment " charnel " non seulement avec le patient - c'est une évidence -

[12] Si l'on détaille les rubriques, leur liste est immense. Mais les disciplines-mères restent en nombre limité : biophysique, biochimie, biologie cellulaire et moléculaire, génétique, physiologie, pharmacologie, histologie, embryologie, cytologie, anatomie pathologique, microbiologie, virologie, immunologie,.

mais avec un ou plusieurs maîtres qui, outre la transmission de gestes et d'attitudes, constituent des exemples de comportement. De plus ce sont bien souvent ceux-ci qui influencent, voire déterminent l'étudiant dans son choix. L'altruisme, voire la “ sacralisation ” de la profession semble avoir perdu de son acuité, mais la médecine humanitaire en garde les parfums comme la médecine d'urgence, de sauvetage, de catastrophe. Du fait de l'énorme impact économique qu'entraîne le coût des techniques, des médicaments et de l'activité médicale et paramédicale (surtout l'hospitalisation), la médecine semble pour certains se résumer à une “ prestation ”, une “ fourniture ” de vie, voire de confort, en tout cas d'adoucissement d'une vie pénible et difficile. Sans doute pourrait-elle aussi du fait de son volet préventif, acquérir une dimension “ assurantielle ”. Cette combinaison d'objectifs ne doit pas faire oublier que pour son exercice même, le métier médical, sous toutes ses formes, exige des devoirs, qu'aucune technique ne pourra révéler à l'attention du praticien, et que seul, un éveil et un apprentissage de la conscience, devra sans cesse entretenir.

PRENDRE DU RECUL POUR COMPRENDRE...

1/ L'Institut Fredrik R. Bull, créé en 1976 sous le nom de Fondation Fredrik R. Bull, est une association (régie par la loi de 1901), qui s'est donné pour vocation d'étudier les conséquences économiques, sociales et humaines de l'emploi généralisé des « techniques nouvelles », terme qui regroupe l'ensemble des techniques innervées par l'informatique. Il s'adresse aux décideurs de haut niveau et à tous ceux que préoccupe l'impact des techniques sur la vie privée, la vie professionnelle et l'évolution de la société.

2/ L'Institut rassemble des membres actifs, qui sont des jeunes encore pleins d'avenir et des personnalités de premier plan, riches d'une grande expérience acquise en exerçant de larges responsabilités dans tous les secteurs de l'activité nationale. Réfléchissant ensemble, sans pression extérieure, aux grands problèmes posés aux responsables par cette irruption, difficilement contrôlable, des techniques « de pointe » dans tous les domaines (notamment professionnels) de la vie, ces personnes appuient leur réflexion sur une connaissance rigoureuse des bases scientifiques et techniques. Cela leur évite de se laisser indûment influencer par les « spécialistes » en tout genre, dont les jargons n'ont pour elles que peu de secrets. S'appuyant ainsi sur des bases sûres, leur réflexion s'attaque aux conséquences de l'emploi des techniques, mais non à ces techniques elles-mêmes.

3/ L'Histoire nous enseigne que l'évolution de la technique se laisse rarement influencer par la considération du Bien ou du Mal. Il appartient donc à l'ensemble des citoyens - et notamment aux « décideurs » - de savoir quel emploi il convient de faire de ces techniques, jusqu'où il faut les utiliser, ou même s'il n'est pas urgent de renoncer à certaines d'entre elles, compte tenu de leur impact possible sur l'Homme, sur la société ou sur l'environnement.

4/ Par la vue globale qu'elle s'efforce d'obtenir de l'évolution récente des besoins et des techniques dans un grand nombre de domaines importants, la réflexion de l'Institut débouche sur une vue synthétique des grandes tendances actuelles. De ce fait, celle-ci peut être valablement étendue au proche moyen-terme par une vue « prospective », susceptible d'être prise en compte lors de la définition d'une stratégie industrielle.

5/ L'Institut Fredrik R. Bull fonctionne grâce au soutien ou à l'adhésion de grandes entreprises intéressées par ses travaux.

6/ L'activité de l'Institut s'exerce au sein de groupes de réflexion, volontairement hétérogènes et constitués sur invitation, dans lesquels la discussion la plus libre s'établit autour d'un thème présenté par un animateur, qui fait ou non partie du groupe.

Ces groupes sont actuellement les suivants :

- « Cerveaux et machines » compare les processus mis en œuvre dans les machines aux acquisitions les plus récentes des sciences cognitives.

- « L'informatique vue par l'entreprise », qui s'intéresse notamment à la séparation entre informatique et systèmes d'information.

- « Complexité et sécurité » s'intéresse aux systèmes complexes, à leur fragilité, aux facteurs humains et à la difficulté d'assurer les risques inconnus.

- « Technologies pour l'informatique » explore les techniques de base de l'informatique.

- « Ethique et technique » se préoccupe des objections que l'éthique peut faire à certains aspects du développement technique.

7/ En outre, l'Institut a une activité d'expertise et de démonstration sur l'aide que l'informatique peut apporter aux personnes handicapées, et notamment aux non- et malvoyants (Opérations : « Le Goncourt pour les aveugles », « La Sélection hebdomadaire du Monde », ouvrages d'informatique mis à la disposition des aveugles, etc.).

8/ Les travaux de l'Institut sont édités à l'intention d'un grand public averti et curieux.

PUBLICATIONS DE L'INSTITUT FREDRIK R.BULL

Directeur des publications : **Raymond Moch**

Rédacteur en chef : **Juliette Bourgoin**

LES CAHIERS DE L'INSTITUT

Sous le copyright de la Fondation F. R. Bull

L'informatique, l'homme et le travail, avril 1979.
N° 1 Informatique et emploi, juillet 1979.
N° 2 L'informatique quotidienne, juillet 1980.
N° 3 Les hommes face à l'informatisation, juin 1981.
N° 4 Informatique et handicaps, décembre 1982.
N° 5 Techniques nouvelles et fonctionnement des entreprises, juin 1984.
N° 6 Les jeunes, la technique et nous, septembre 1986.
N° 7 De l'intelligence à l'intelligence artificielle, septembre 1989.
N° 8 Intelligence artificielle et informatique, novembre 1989.
N° 9 Intelligence artificielle et communication, janvier 1990.

Aux Editions Masson (Collection Fredrik R. Bull)

N° 10 Intelligence artificielle et bon sens, janvier 1991.
N° 11 Droit et informatique - l'Hermine et la puce, avril 1992.
N° 12 Bases de données et données de base, octobre 1993.
N° 13 Les nouvelles stratégies techniques - La puce à l'usine, mai 1995.

Aux Editions Armand Colin

Ethique et société : les déontologies à l'épreuve des techniques, sept.1997.

Aux Editions Hermès

Cerveaux et machines, septembre 1999.

A paraître prochainement

Informatiser la prise de décision ?

LA COLLECTION "LISTEL"

Un cocktail d'espoirs, mars 1988.
Education pour l'an 2000, octobre 1988.

VIDEOCASSETTES

Un cocktail d'espoirs, mai 1988.
Le Goncourt en braille, décembre 1988.
Le dictionnaire électronique en braille, juillet 1990.